饮不出的水品质

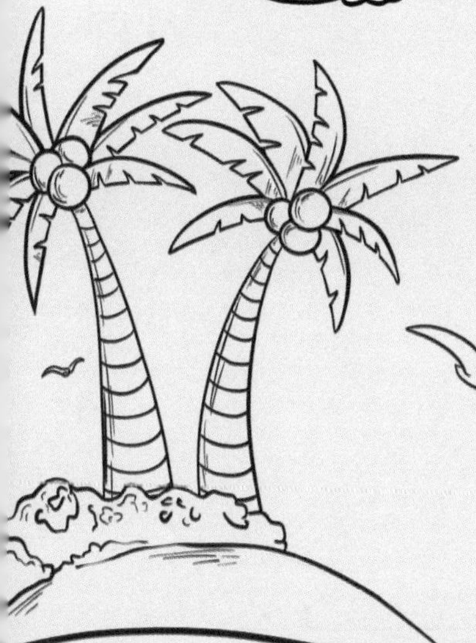

侯立安　编著

中国建材工业出版社

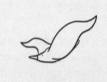

图书在版编目（CIP）数据

饮不出的水品质 / 侯立安编著. -- 北京：中国建材工业出版社，2022. 5

ISBN 978-7-5160-3382-1

Ⅰ. ①饮… Ⅱ. ①侯… Ⅲ. ①饮用水—给水卫生 Ⅳ. ①R123.5

中国版本图书馆CIP数据核字（2021）第242515号

饮不出的水品质

Yin Bu Chu de Shui Pinzhi

侯立安　编著

出版发行：中国建材工业出版社

地　　址：北京市海淀区三里河路1号

邮　　编：100044

经　　销：全国各地新华书店

印　　刷：北京天恒嘉业印刷有限公司

开　　本：880mm×1230mm　1/32

印　　张：6.75

字　　数：140千字

版　　次：2022 年 5 月第 1 版

印　　次：2022 年 5 月第 1 次

定　　价：56.00元

本社网址：www. jccbs. com，微信公众号：zgjcgycbs

本书如有印装质量问题，由我社市场营销部负责调换，联系电话：（010）88386906

编委会

主　编

侯立安

副主编

雷晓玲

编　委

金鹏康　赵长伟　孙源媛　郑明霞　张　林　赵旌晶　王　晶
张雅琴　姚之侃　黄媛媛　孟庆梅　潘章斌　刘保森　白　雪
傅雪梅　付鹏波　杨　超

序言

随着社会经济的发展，国民的生活习惯正向着更为健康的方式转变。我们渴望获得健康知识以提高健康水平，特别是与人民生活密切相关的饮用水安全知识。当前民众的饮用水安全意识已经有了阶段式的提升，但还远远不够。民众在遇到某些水污染突发情况时，往往会表现得手足无措，以至于出现抢水等过激行为，从而加剧事态的严重性。

我认为以上这种状况的发生主要归因于民众获得信息的来源缺乏权威性，他们在饮用水安全方面的知识储备也缺乏系统性。大众只有全面了解并掌握饮用水的来源、净化流程、水质检测标准以及水的输送过程等关键内容，才能有助于养成饮用水方面的自我保护意识，推动饮用水安全知识的传播，从而形成全民节水、保水的良好生活氛围。我国是人口大国，大众的受教育程度差异较大，饮用水安全保障的专家们如何以科学、客观又通俗易懂的方式将正确的饮用水安全知识教授予普通大众是非常具有挑战性的工作。

中国工程院侯立安院士带领团队基于大量文献资料撰写出的《饮不出的水品质》一书，用深入浅出的文字配以图画，以问答形式介绍了公众最关心的饮用水安全问题。从这本书中，你可以学习到饮用水的基本概念、现行国家水质检测标准，可以了解到水中都会有哪些对人体有害的污染物，饮用水是如何从“源头”到“龙头”，以及水厂是如何使老百姓喝到嘴里的水达到安全、健康的程度。另外，本书还提供了一些针对新冠肺炎疫情时期饮用水安全保障的一些可行策略。

该书包含了贴近民众生活的最基本的饮用水安全问题，也有较为专业的饮用水新问题，相信无论是普通大众还是专业人员，都可以从本书中得到合理的解答与启发。

中国工程院院士

2022 年 1 月

前言

饮用水安全保障是关乎广大公众健康的大事。近年来，国家在饮用水安全保障领域采取了许多重要举措，将饮用水水质检测指标从原来的35项增加到108项，并且近期还将推行更为细致、严苛的生活饮用水卫生标准。然而，大多数民众对饮用水安全的认知相对欠缺，不能有效辨识水质优劣、污染源头，无法采取有效措施来保障饮水安全。为了获取饮用水与健康的相关知识，民众会倾向于从电视节目、网络和报纸等途径来寻找答案。但是，以此种方式获得的信息往往较为片面，且内容纷繁复杂，难以让大众准确、便捷地解答相关饮水问题。

为排除广大民众遇到的有关饮用水安全相关疑惑，提升群众在饮用水方面的知识储备，我们联合多位来自国内著名高校和科研院所的科学家，收集整理他们在饮用水安全保障领域的经验和成果，从科学角度对民众所能遇到的饮用水安全问题进行了全面的解答。

本书总共设九章，包括164个问题，第一章为“基本概念篇”，主要介绍与饮用水相关的一些概念；第二章为“常规污染与净水技术篇”，主要描述了常规污染物及其对人体的危害，并介绍了饮用水的净化技术；第三章为“新污染物篇”，主要介绍了近年来被列为污染物的种类与将其去除的方法；第四章为“监测与标准篇”，介绍了国内外水质监测方法和相关标准；第五章为“饮用水水质非常规指标与应急处理篇”，主要是告诉大众在遇到突发水污染事件时如何进行溯源，以及该采取哪些防治行动；第六章为“健康篇”，主要解答了人们在日常饮用水时所遇到的水质污染与健康问题；第七章为“水质安全保障措施篇”，主要是向公众介绍国家现行的饮用水从水源地到用户末端的水质保障措施；第八章为“农村饮用水安全保障篇”，主要是介绍我国农村的饮用水安全保障工程，让农村群众了解农村饮用水环境所发生的新变化；第九章为“疫情期间饮用水安全防控措施篇”，主要介绍目前大众非常关注的新冠病毒对饮用水的影响，例如饮用水中病毒的种类和传播途径，并列举了防控病毒在水介质中传播的措施。相信每位读者都可以从上述九章内容中找到自己想要解决的饮水问题。

在此，笔者诚挚感谢诸位老师和同学们对本书编写所付出的努力，特别感谢杨志峰院士、吴清平院士、任洪强院士、徐祖信院士、吴明红院士、王占生教授、白雪涛研究员等为本书提供的诸多宝贵意见与建议。非常感谢李圭白院士为本书倾情作序。

感谢国家自然科学基金专项项目（面向2035的饮用水源新兴污染物防控战略研究，L1924069）和中国工程院咨询研究项目（重庆市饮用水安全风险分析及发展战略研究，2019-CQ-ZD-1-1）的支持。

本书基本涵盖了大众所关注的饮用水安全问题，但该领域涉及的内容较多，再加上民众对专业词汇的理解能力不同，本书在问题设置与解答方面很难做到面面俱到，也可能会出现一些疏漏，敬请读者批评指正。

中国工程院院士 侯立安

2022年1月

目录

第一章　基本概念篇

第二章　常规污染与净水技术篇

（一）常规水源污染及危害

第七章 水质安全保障措施篇

第八章　农村饮用水安全保障篇

第九章　疫情期间饮用水安全防控措施篇

第一章

基本概念篇

饮不出的水品质

001

什么是安全饮用水？
水质标准有哪些？

答：安全饮用水指的是一个人终身饮用也不会对健康产生危害的饮用水，在生命不同阶段人体敏感程度发生变化时也是如此①。我国现行的饮用水标准《生活饮用水卫生标准》（GB 5749）中规定的水质常规指标及限值见表 1.1，包括微生物指标、毒理指标、感官性状和一般化学指标、放射性指标[1]。

表 1.1　水质常规指标及限值

水质常规指标及限值

指　标	限　值
1. 微生物指标ᵃ	
总大肠菌群 /（MPN/100mL 或 CFU/100mL）	不得检出
耐热大肠菌群 /（MPN/100mL 或 CFU/100mL）	不得检出
大肠埃希氏菌 /（MPN/100mL 或 CFU/100mL）	不得检出
菌落总数 /（CFU/mL）	100
2. 毒理指标	
砷 /（mg/L）	0.01
镉 /（mg/L）	0.005
铬（六价）/（mg/L）	0.05
铅 /（mg/L）	0.01
汞 /（mg/L）	0.001
硒 /（mg/L）	0.01
氰化物 /（mg/L）	0.05
氟化物 /（mg/L）	1.0
硝酸盐（以 N 计）/（mg/L）	10 地下水源限制时为 20
三氯甲烷 /（mg/L）	0.06
四氯化碳 /（mg/L）	0.002
溴酸盐（使用臭氧时）/（mg/L）	0.01
甲醛（使用臭氧时）/（mg/L）	0.9
亚氯酸盐（使用二氧化氯消毒时）/（mg/L）	0.7
氯酸盐（使用复合二氧化氯消毒时）/（mg/L）	0.7

指　标	限　值
3. 感官性状和一般化学指标	
色度（铂钴色度单位）	15
浑浊度（散射浑浊度单位）/NTU	1 水源与净水技术条件限制时为 3
臭和味	无异臭、异味
肉眼可见物	无
pH	不小于 6.5 且不大于 8.5
铝 /（mg/L）	0.2
铁 /（mg/L）	0.3
锰 /（mg/L）	0.1
铜 /（mg/L）	1.0
锌 /（mg/L）	1.0
氯化物 /（mg/L）	250
硫酸盐 /（mg/L）	250
溶解性总固体 /（mg/L）	1000
总硬度（以 $CaCO_3$ 计）/（mg/L）	450
耗氧量（COD_{Mn} 法，以 O_2 计）/（mg/L）	3 水源限制，原水耗氧量 > 6mg/L 时为 5
挥发酚类（以苯酚计）/（mg/L）	0.002
阴离子合成洗涤剂 /（mg/L）	0.3
4. 放射性指标ᵇ	指导值
总 α 放射性 /（Bq/L）	0.5
总 β 放射性 /（Bq/L）	1

[a] MPN 表示最可能数；CFU 表示菌落形成单位，当水样检出总大肠菌群时，应进一步检验大肠埃希氏菌或耐热大肠菌群；水样未检出总大肠菌群，不必检验大肠埃希氏菌或耐热大肠菌群。
[b] 放射性指标超过指导值，应进行核素分析和评价，判定能否饮用。

① 世界卫生组织，《饮用水水质准则》第四版。

002 什么是集中式饮用水水源地？

答：指进入输水管网送到用户和具有一定取水规模（供水人口一般大于 1000 人）的在用、备用和规划水源地。依据取水区域不同，集中式饮用水水源地可分为地表水饮用水水源地和地下水饮用水水源地。依据取水口所在水体类型的不同，地表水饮用水水源地又可分为河流型饮用水水源地和湖泊、水库型饮用水水源地①。

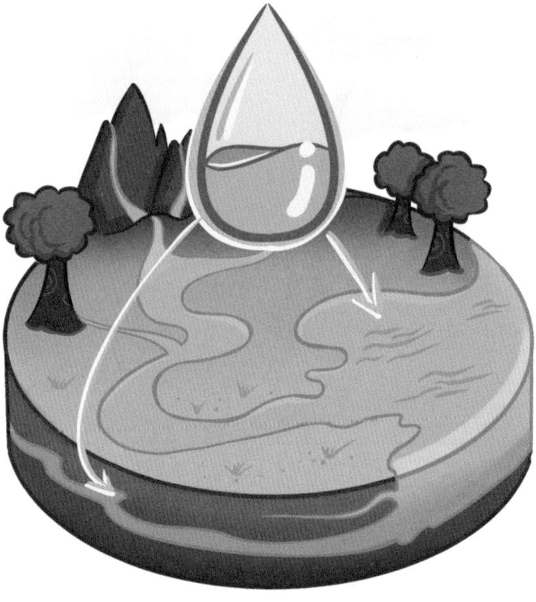

① 环境保护部，《饮用水水源保护区划分技术规范》（HJ 338—2018）。

003

什么是直饮水、淡化水、再生水？

答：直饮水，指不再经过任何处理且饮用后不会对人体产生急性或者慢性危害，水质符合《生活饮用水卫生标准》（GB 5749）中与人体健康相关的病原微生物、化学物质等指标要求的一类水。淡化水，指海水经脱盐处理后所获得的符合《海水淡化产品水水质要求》（HY/T 247）的一类水。再生水，指对经过或者未经过污水处理厂处理的集纳雨水、工业排水、生活排水进行适当处理，达到《再生水水质标准》（SL 368）水质标准，可被再次利用的水[①]。

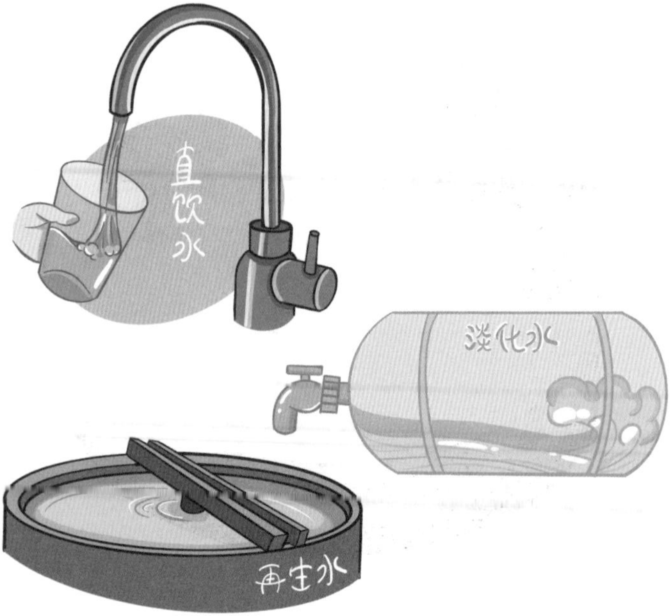

① 水利部，《再生水水质标准》（SL 368—2006）。

004

什么是水体异味？

答：指饮用水源中因自然因素或者人类活动导致的超量存在的有机物和无机物所散发出的怪味，如臭味等。这些污染物主要来源于生活污水与工业废水中的一些天然物质分解或生物活动等。此外，净水过程中产生的余氯以及输配水管道的某些污染物，也会使饮用水产生臭味。

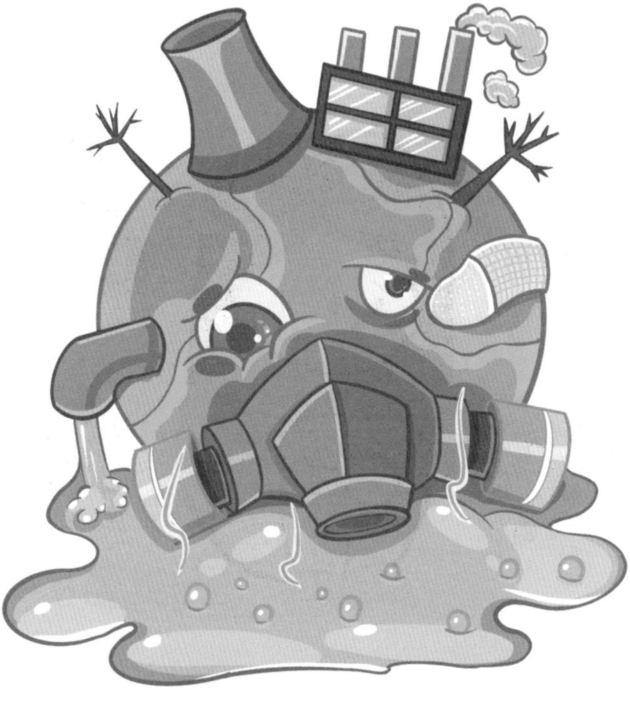

005

什么是介水传染病？

答：介水传染病是由于饮用或接触受病原体污染的水而引起的一类传染病。如伤寒、霍乱、肝炎、痢疾等肠道传染病，以及由腺病毒引起的传染性结膜炎，结核杆菌引起的结核病，寄生虫引起的血吸虫病等。例如，2010 年海地发生了霍乱，感染 2 万多人，近 4000 人死亡。

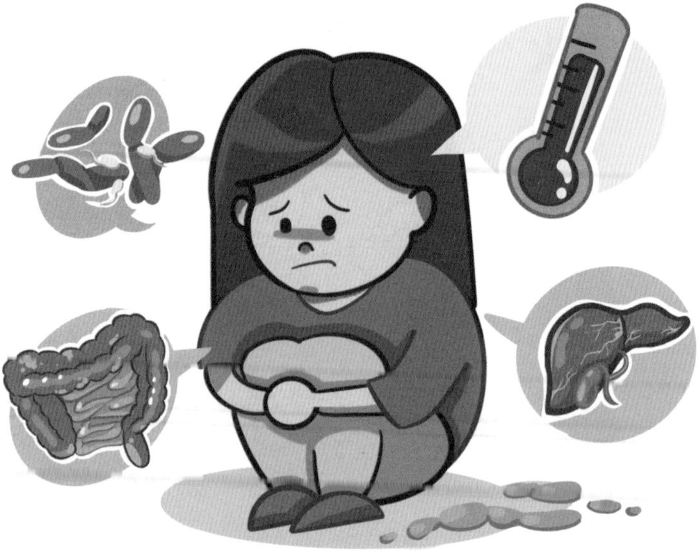

006

什么是家用净水器？

答：家用净水器是指设置在家庭用户饮水端对自来水水质做进一步改善的小型水处理装置[2]。通常情况下，自来水水质是符合直饮要求的，但为满足某些人群的特殊水质需求或者在水质不达标的情况下，可考虑使用具有水质净化作用的家用净水器。家用净水器通常是由不同功能的活性炭滤芯，超滤、纳滤和反渗透滤芯等过滤模块组成的多级复合型净水器，用户可根据水质特点来选择适用的过滤器。

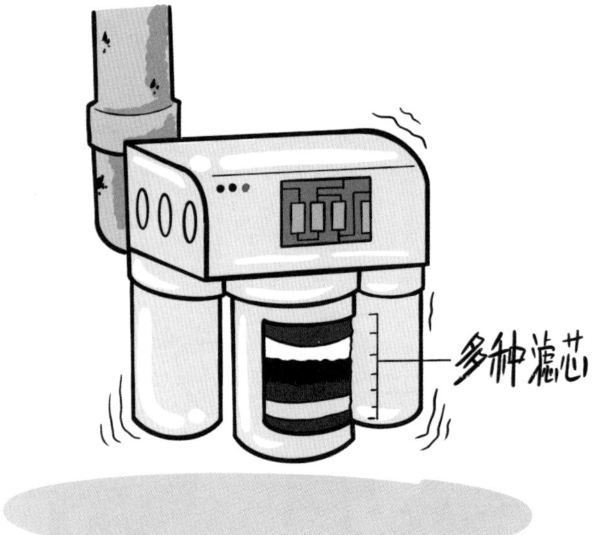

007

常见的供水方式有哪些？

答：常见的供水方式分为分散式供水、集中式供水和二次供水 3 种方式。①分散式供水：分散用户直接从水源取水，无任何设施或仅有简易设施的供水方式。②集中式供水：自水源集中取水，经过一定的净化处理后，通过输配水管网送到用户或者公共取水点的供水方式，包括自建设施供水、为用户提供日常饮用水的供水站、居民社区提供的分质供水。③二次供水：集中式供水在入户之前经再度储存、加压、消毒或深度处理，通过管道或容器输送给用户的供水方式。[①]

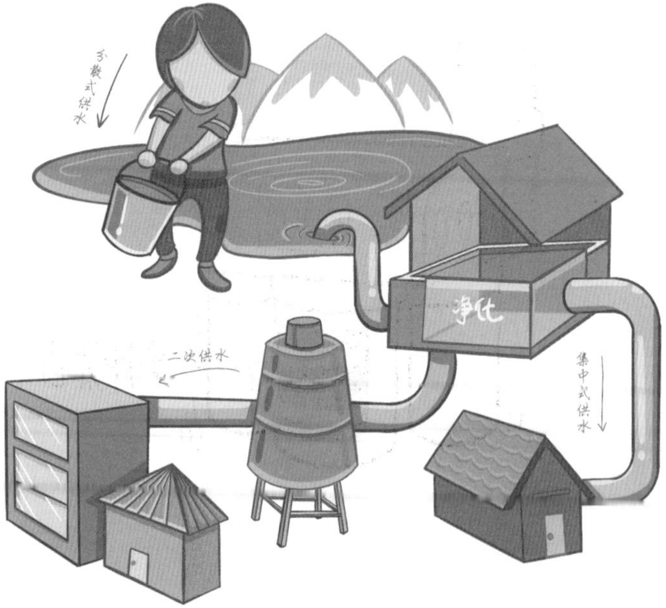

① 卫生部、国家标准化管理委员会，《生活饮用水水质标准》（GB 5749—2006）。

008

市售瓶装水有哪几种类型，有相关标准吗？

答：市售瓶装水主要分为饮用天然矿泉水和包装饮用水。

①饮用天然矿泉水，指从地下深处自然涌出的或经钻井采集的，含有一定量的矿物质、微量元素或其他成分，在一定区域未受污染并采取预防措施避免污染的水。饮用天然矿泉水又可根据水中二氧化碳的含量细分为含气天然矿泉水、充气天然矿泉水、无气天然矿泉水、脱气天然矿泉水。[①]

②包装饮用水，指密封于符合食品安全标准和相关规定的包装容器中，可供直接饮用的水，可细分为饮用纯净水和其他饮用水。其中饮用纯净水是以来自公共供水系统的水为生产用水源，采用蒸馏法、电渗析法、离子交换法、反渗透法或其他适当的水净化工艺加工制成。其他饮用水包括不改变水的基本物理化学特征的自然来源饮用水和经过适当加工（可添加食品添加剂，但不得添加糖、甜味剂、香精香料或其他食品配料）的包装饮用水。[②]

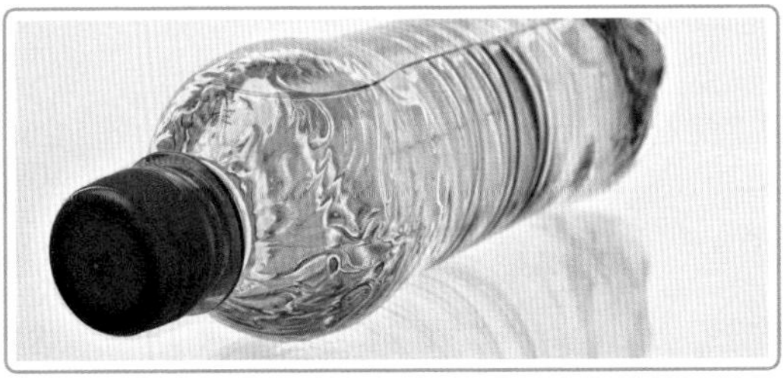

① 卫生部、国家标准化管理委员会，《食品安全国家标准　饮用天然矿泉水》（GB 8537—2018）。

② 卫生部、国家标准化管理委员会，《食品安全国家标准　包装饮用水》（GB 19298—2014）。

009

居民日常生活中自来水费是如何定价的？

答：水价主要由三部分构成：水费、水资源费（水资源费改税）和污水处理费。不同的用途（商用、民用）、不同的用水量（阶梯水量）以及不同城市，自来水费用也会相对不同（表 1.2）。2014 年，国家发展改革委、住房城乡建设部联合出台政策，要求所有设市城市原则上要全面实行居民阶梯水价制度。北京市自 2017 年 12 月 1 日起实行水资源税改革，水资源费改为水资源税，按照“税费平移”原则，居民、非居民、特殊行业用水户水价政策仍按现行规定执行（表 1.3）。

表 1.2　阶梯水价制度（以北京为例）

单位：立方米、元 / 立方米

用户类别		供水类型	阶梯	户年用水量	水价	其中		
						水费	水资源费改税	污水处理费
居民		自来水	第一阶梯	0~180（含）	5	2.07	按照《北京市水资源税改革试点实施办法》相关规定执行	1.36
			第二阶梯	181~286（含）	7	4.07		
			第三阶梯	260 以上	9	6.07		
		自备井	第一阶梯	0~180（含）	5	1.03		1.36
			第二阶梯	181~286（含）	7	3.03		
			第三阶梯	260 以上	9	5.03		
非居民	城六区	自来水			9.5	4.2		3
		自备井				2.2		
	其他区域	自来水			9	4.2		
		自备井				2.2		
特殊行业					160	4		

表 1.3 北京市水资源税适用税额表

类别	取用水户			适用税额（单位：元 / 立方米）
地表水	农业生产者（超规定限额）	粮食		0.06
		其他		0.12
	供农村人口生活用水的集中式饮水工程单位	农村人口		0.1
		居民		0.1
		非居民	城六区	2.3
			其他区域	1.8
		特种行业		153
	特种行业			153
	其他			2
地下水	农业生产者（超规定限额）	粮食		0.08
		其他		0.16
	供农村人口生活用水的集中式饮水工程单位	农村人口		0.2
		居民		0.2
		非居民	城六区	4.3
			其他区域	3.8
		特种行业		160
	自建设施供水单位和个人	居民		2.61
		非居民	城六区	4.3
			其他区域	3.8
		特种行业		160
城镇公共供水	城镇公共供水单位	居民		1.57
		非居民	城六区	2.3
			其他区域	1.8
		特种行业		153
其他用水	水力发电企业			0.005 元 / 千瓦时
	火力发电贯流式冷却取用水企业			0.005 元 / 千瓦时
	疏干排水的单位和个人	回收利用		0.6
		直接外排		4.3
	地源热泵使用者	回收利用		0.6
		直接外排		4.3

第二章 常规污染与净水技术篇

饮 | 不 | 出 | 的 | 水 | 品 | 质

010 (一)常规水源污染及危害

水源常规污染物有哪些?

答:水源污染是指由于某些人类活动或自然因素,使水的感官性状、物理化学性状、生物组成等发生异常变化。水源污染物是指能够引起水源水质变差的物质,且可对人体健康造成直接或间接伤害。另外,这些物质的含量通常高于天然环境背景,往往需要经过一定时间才能够有所降低。

水源常规污染物按性质可分为化学污染物、物理污染物和生物污染物。化学污染物包括对环境产生危害的化学元素(如砷、镉、铬、铅、汞等有毒重金属和准金属,铝、铁、锰、铜、锌等一般金属等)、无机物(如氰化物、氟化物、硝酸盐、氯化物、硫酸盐等)、烃类和含氧有机物(如四氯化碳、高锰酸盐等)、消毒副产物(如三氯甲烷、溴酸盐、甲醛、亚氯酸盐、氯酸盐等)等。物理污染物包括悬浮物质、能量性因素(如放射性污染)等。生物污染物包括病原微生物等。

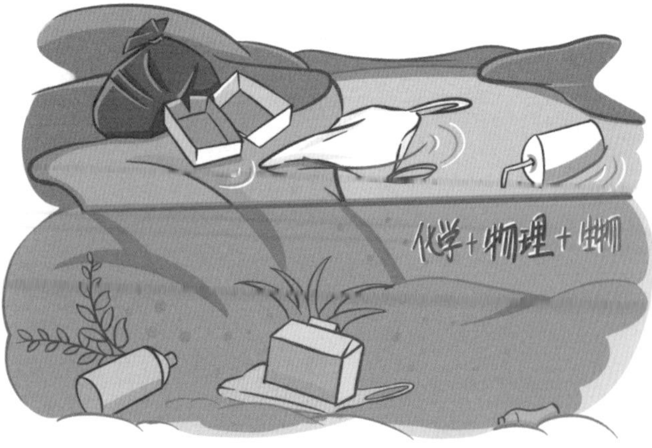

011 （一）常规水源污染及危害

重金属污染有哪些来源，有什么特点？

答：重金属包括镉、铬、铅、汞和准金属砷等有生物毒性的重元素。重金属污染的主要来源包括自然和人为两方面。自然方面，通过岩石的侵蚀与风化等自然过程，重金属可以进入土壤和水体。人为方面，通过矿山开采、化工生产、金属冶炼、化石燃料燃烧、农药化肥施用、城市垃圾堆放等形式，重金属可以进入土壤和水体。

重金属性质稳定，难以被微生物降解，但是容易被土壤吸附，在土壤中不断积累，并通过饮水或进食等途径进入食物链，最终在人体器官内积累，损害人体健康。

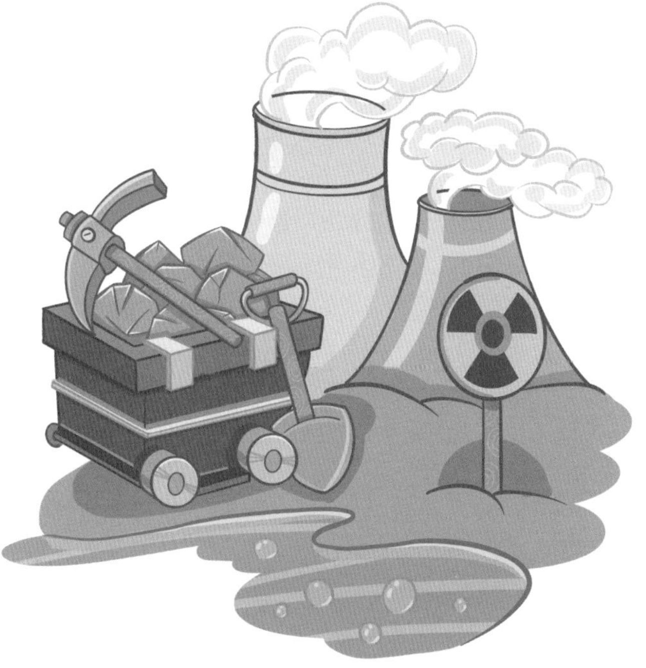

012 —（一）常规水源污染及危害

水源重金属污染主要有哪些，危害是什么？

答：镉（元素符号 Cd）是一种有毒有害水污染物，毒性较大。镉被人体吸收后可以沉积在肾、肝、脾、胰等器官，进而影响这些器官的正常生理功能。其中肾脏会吸收人体内将近 1/3 的镉，导致出现糖尿、蛋白尿及氨基酸尿。镉也会对骨骼造成影响，导致骨质疏松、骨折等症状，典型例子是日本曾出现过的公害病“痛痛病”。

铬（元素符号 Cr）通常以三价铬和六价铬的状态存在，三价铬毒性较低，六价铬毒性很高。铬化合物具有致癌、致突变和细胞遗传毒性，可引起呼吸系统和消化系统的疾病，并对皮肤、黏膜等有刺激和腐蚀性。

铅（元素符号 Pb）有剧毒。铅在人体内半衰期较长，会损害肾脏等多个器官组织，并对神经系统、消化系统和造血系统造成危害。特别是儿童处于大脑发育期，铅易侵入儿童大脑，给中枢神经系统造成损伤，影响儿童智力发育。

汞（元素符号 Hg），俗称水银，毒性很高。汞主要危害人体神经系统，也可对皮肤黏膜、生殖和泌尿等系统造成损害。八大公害病之一的“水俣病”，就是甲基汞造成的慢性汞中毒。

砷（元素符号 As）是一种有毒有害水污染物，毒性很强。人体摄入或接触被砷污染的水、食物或空气后可以引起急性或慢性砷中毒，损伤皮肤、神经系统、消化系统、代谢系统和心血管系统等。

013 （一）常规水源污染及危害

氟化物污染的来源和危害有哪些？

答：氟在自然环境中广泛存在，氟化物可以通过矿物或岩石的淋溶、淋滤等过程进入土壤和水体。人类活动中，化肥生产、金属冶炼、有机合成、生物医药等生产活动也会向环境中释放氟化物。

氟化物对人体有害，会导致急性、慢性氟中毒。地方性氟中毒（简称地氟病）主要损害骨骼系统，病情轻者牙齿受损（“氟斑牙”），病情重者全身关节疼痛，甚至瘫痪（“氟骨症”）。

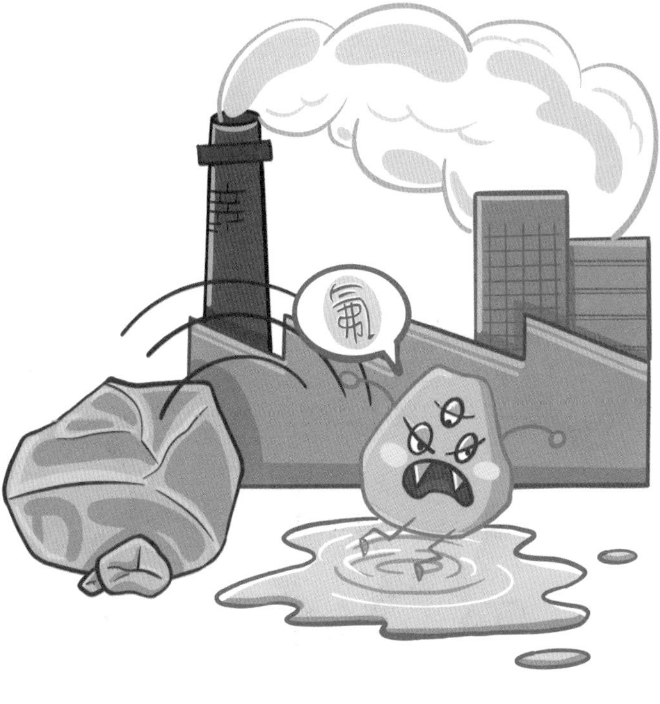

014 —（一）常规水源污染及危害

“三氮”的来源和危害有哪些？

答：通常将离子态的氮化合物：硝酸盐氮、亚硝酸盐氮和氨氮统称为“三氮”，三者之间可以相互转化。含氮有机物在微生物和氧的存在下，发生硝化作用，生成亚硝酸盐氮，进一步氧化生成硝酸盐氮。在厌氧条件下，硝酸盐和亚硝酸盐又被微生物经过反硝化作用转换成氮化物和氨。“三氮”污染来源包括大气沉降、粪肥和化肥施用、生活污水和工业废水排放等。

硝酸盐氮不会直接危害人体健康，但硝酸盐在消化道中可以被还原成亚硝酸盐，或在人体内与其他物质反应生成致癌物，从而增加罹患消化系统、神经系统等肿瘤疾病的概率。亚硝酸盐氮毒性很强，可与人体血液作用，使细胞丧失输氧能力，导致人体缺氧，另外，亚硝酸盐也是一种致癌、致畸物质。氨氮包括氨气和铵根，水中的铵根基本无毒，但氨气有毒。

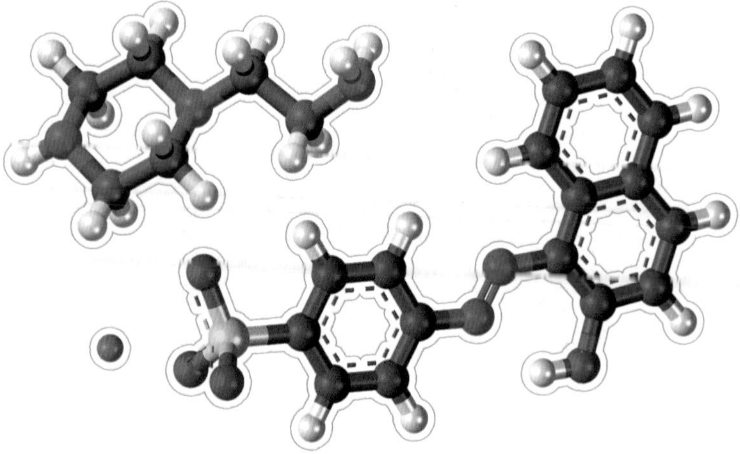

015 —（一）常规水源污染及危害

有机污染物的来源和危害有哪些？

答：水源水中的有机污染物分为天然有机物和人工合成有机物。天然有机物主要指动物、植物、微生物的排泄物或分泌物以及其尸体腐烂降解过程中所产生的物质，如腐殖质、蛋白质和多糖等。人工合成有机物受人类活动影响显著，如石油和页岩气开发，有机化工、医药等行业生产，农业种植和畜禽养殖等过程，均会产生有机污染物，它们通过废水排放、降雨径流、渗漏等途径进入土壤和水体。

水体中的有机污染物虽然含量微乎其微，但对生物所产生的直接与潜在的危害不容忽视。天然有机物与金属离子螯合，影响金属离子在水中的状态，使得水中一些有毒有害离子不易去除，而且天然有机物可以被微生物利用，造成微生物的大量繁殖；人工合成有机物不易被水中微生物降解，却容易通过食物链进入人体内，严重时可致癌或致畸。

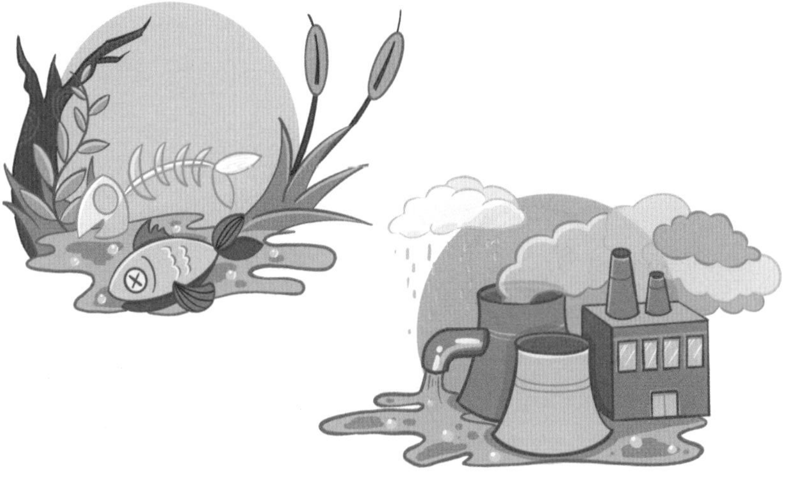

016 （一）常规水源污染及危害

生物性污染的主要来源及危害是什么？

答：生物性污染主要包括病原微生物和藻类，如致病性大肠杆菌、大肠埃希氏菌、沙门菌、隐孢子虫、蓝藻、鱼腥藻、颤藻等引发的水污染。人畜粪便、生活污水等随降雨径流进入水体，造成水体的生物性污染。在水流动过程中，水体作为营养物质和颗粒物载体，又会导致微生物和藻类生长繁殖，引起污染进一步扩散。

藻类及其分泌物可以引起水的异味，通常为土霉味、鱼腥味等；有些藻类产生的藻毒素具有极强的致病作用，例如，蓝藻产生的微囊藻毒素就是一种肝肿瘤促进物质。饮用被致病菌、病毒、寄生虫等污染的水，可发生介水传染病。介水传染病一般以肠道传染病为主，也有部分呼吸道疾病、皮肤感染等。调查显示，1996—2015 年的 219 起全国突发饮用水污染事件案例中，可以确定具体污染物的有 210 起，其中主要污染物中水质常规指标中超标前三位的指标分别是总大肠菌群（60 起，占 27.4%）、耐热大肠菌群（44 起，占 20.1%）和菌落总数（38 起，占 17.4%）[3]。

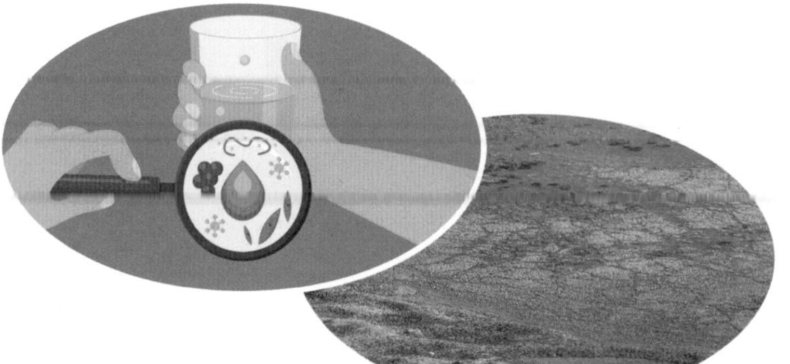

017 —（一）常规水源污染及危害

饮用水水源地周边常见的潜在污染源有哪些？

答：水源地周边常见的潜在污染源包括点源、面源、移动源、内源污染、地质构造影响等。点源指有固定排放点的污染源，主要包括大、中型工业企业、城镇生活污水处理厂等。面源也被称为非点源，指没有固定排放点的污染源，主要包括居民生活中排放的未经收集的污水和垃圾、农田种植、分散的畜禽养殖、降雨径流等。移动源指流动设施或无固定位置排放的污染源，主要包括公路、铁路以及船舶。内源污染一般针对湖泊、水库而言，指进入湖泊、水库中的营养物质逐渐沉降至底泥表层，这些营养物质可在一定条件下从底泥中释放出来而重新进入水中，从而形成污染负荷。地质构造影响主要指土壤和岩石中的可溶性矿物质等，经过淋溶、淋滤作用进入地下水并随地下水流动，对地下水造成污染，如有些地区地下水的铁、锰等含量高，很多都是原生地质的原因造成的，另外沿海地区海水入侵会造成地下水变咸。

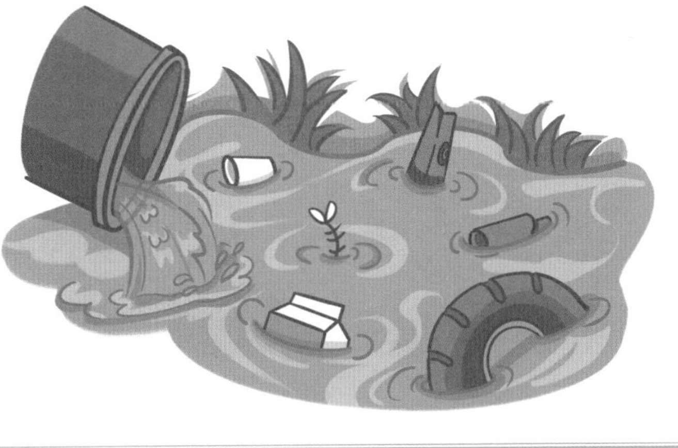

018 —（一）常规水源污染及危害

哪些因素可以引起水源水质发生变化？

答：可以引起水源水质变化的因素有自然和人为两方面。自然因素方面，在不同的季节，由于气温变化，污染物在水体中的降解系数、微生物和藻类的活性都会发生变化，从而引起水质变化；受降水的影响，河流在平水期、丰水期、枯水期的流速和流量等都不稳定，湖泊、水库的蓄水量也有差异，对污染物的扩散造成不同的影响，从而引起水质的变化。相对地表水来说，地下水水源地受气温和降水的影响较小，水温、水量和水质变化幅度小。

人为因素方面，地表水水源地受人类活动影响较大，容易受到工业生产废水、生活污水、农田灌溉退水、城市降雨径流等的污染。地下水水源地受人类活动影响的程度与取水的含水层有关，地下水含水层分为潜水含水层和承压含水层，潜水含水层与地表联通，上面没有隔水顶板，有受到人为污染的风险；承压含水层有隔水顶板的阻隔，地表的污染物较难进入，不易受到污染。

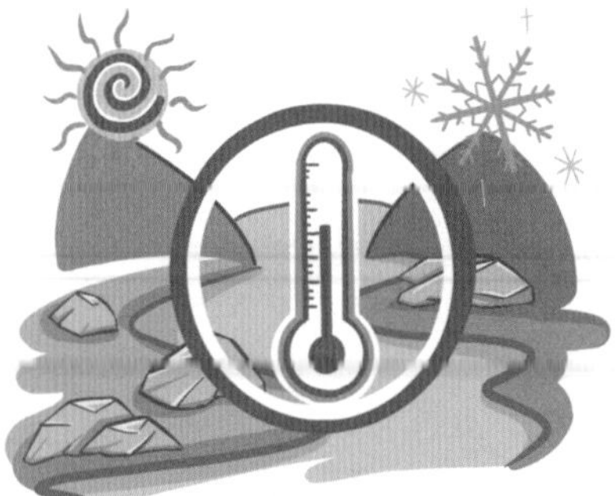

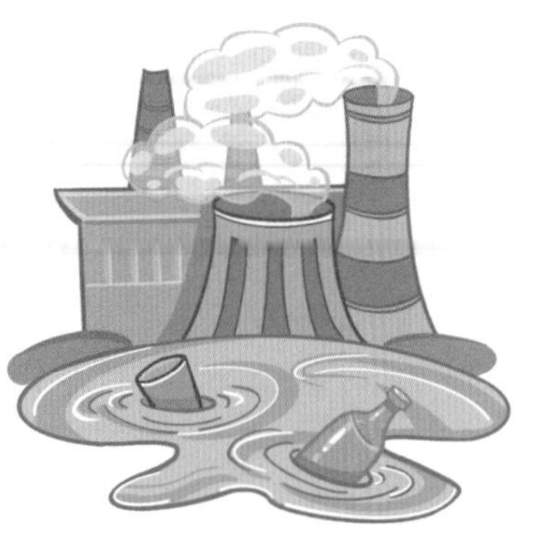

019 （二）净水技术

传统的净水工艺能否为人们提供安全、可靠的饮用水？

答：通常，自来水厂的原水中含有各种各样的物质，必须经过相应的净化工序，以去除水中的固体杂质和悬浮物、病毒、异味，才能达到饮用水标准。目前，我国饮用水供水的常规处理工艺是“混凝—沉淀—过滤—消毒”，该工艺处理后的产水水质基本符合国家《生活饮用水卫生标准》(GB 5749)。然而，针对特殊情况下的水污染，常规处理工艺对水中可溶性有机物的去除能力较低，同时对加氯消毒后形成的“三致”物质及其前体物去除效果也十分有限，使得饮用水卫生与安全无法完全得到保障。

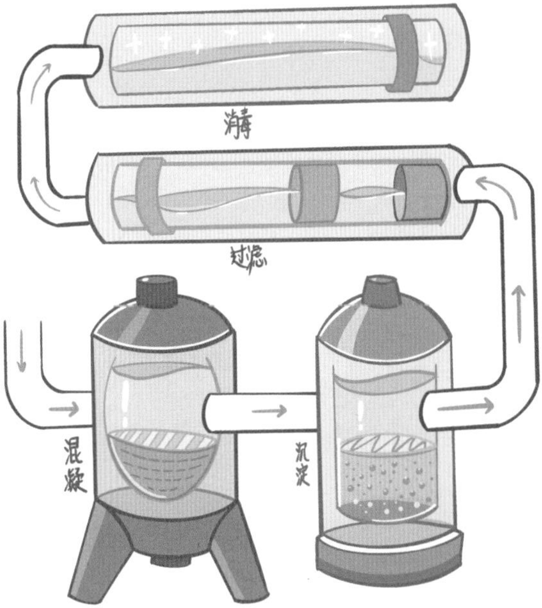

020 （二）净水技术

如何有效去除或杀灭水体中的病原微生物？

答：去除或杀灭水中病原微生物的方法包括化学消毒和物理去除两种。同世界上许多国家一样，加氯消毒也是我国饮用水杀菌主要采取的化学消毒方法。自来水出厂必须经过加氯处理，消毒剂的使用量则是根据原水水质变化情况进行调节，且严格控制自来水中的游离氯 CT 值≥ 15mg · min/L，CT 值是消毒剂有效浓度和有效接触时间的乘积，是加氯消毒工艺的重要参数。此外，管网、水箱、龙头水中的微量余氯，也是为了构建一个安全的输配水环境，是公共卫生的一道重要防线；尤其在疫情期间，把微生物安全放在首位，这是饮用水安全的全球性共识。物理去除主要依赖于膜过滤方式，包括超滤、纳滤以及反渗透技术。

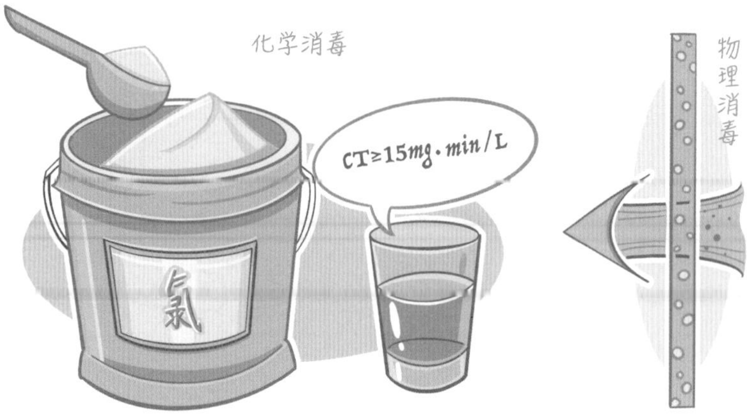

021 （二）净水技术

饮用水加氯消毒会产生哪些副产物，如何消除其危害？

答：加氯消毒是国际自来水消毒的通用方式。在消毒过程中，存在氯与水中有机物反应生成消毒副产物的风险，生成的副产物主要包括三卤甲烷、卤乙酸等。我国《生活饮用水卫生标准》（GB 5749）中明确规定了饮用水中消毒副产物的限值，如三氯甲烷的限值为0.06mg/L。只有当这些物质超过一定量时，才会存在“三致”风险，这些消毒副产物通过简单的活性炭吸附方法便可有效去除。

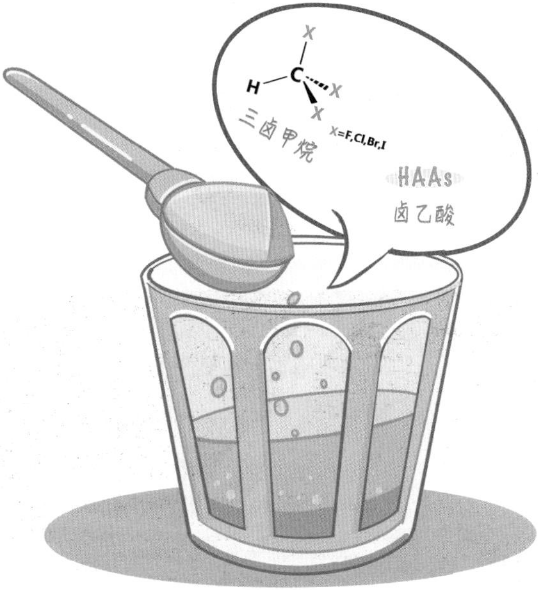

022 （二）净水技术

饮用水深度处理有哪些方法和技术措施？

答：饮用水深度处理工艺是指在常规饮用水供水的处理工艺基础上，进一步优化处理工艺，实现某些特殊污染物的有效去除，如微量有机污染物、消毒副产物等，从而保障饮用水水质安全。这些深度处理技术主要包括：活性炭吸附技术、高级氧化技术和膜分离技术等。对于传统自来水厂的常规工艺，通常可选择这些深度处理技术，实现处理工艺的升级改造。

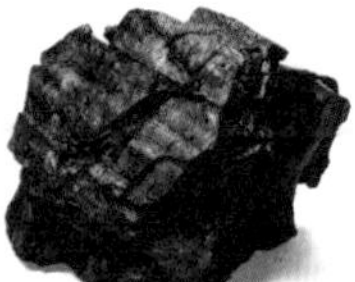

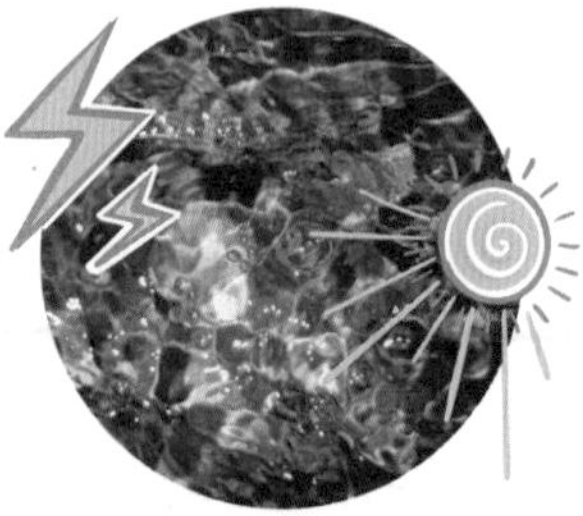

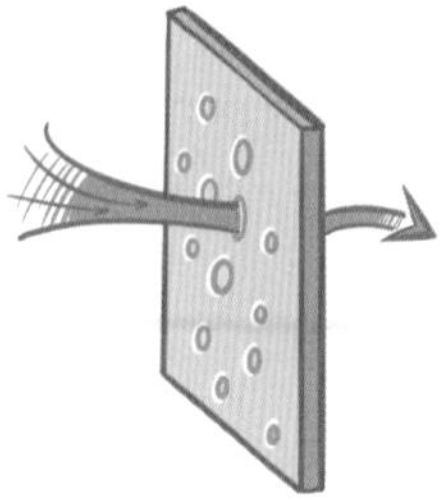

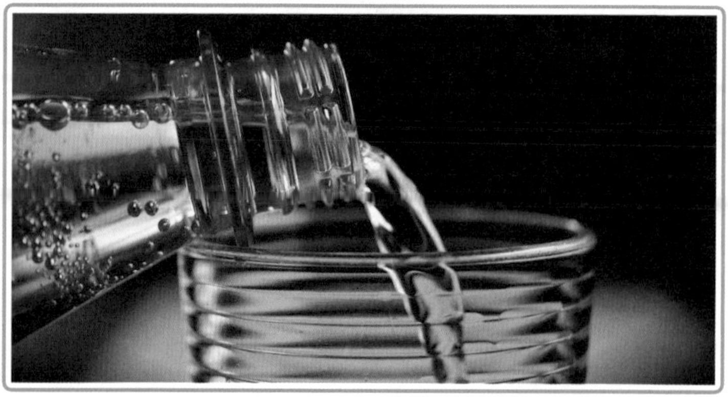

023 （二）净水技术

饮用水深度处理的膜分离技术有哪些？

答：膜分离技术是指在分子水平上不同粒径分子的混合物在通过半透膜时，实现选择性分离的技术。

与传统的净水技术相比，膜分离技术具有耗能低、工艺简单和出水水质高等优势，是较为成熟的一种饮用水深度处理技术。常用的膜分离技术有四种，分别为：微滤、超滤、纳滤、反渗透，对应的过滤尺寸范围如图 2.1 所示。

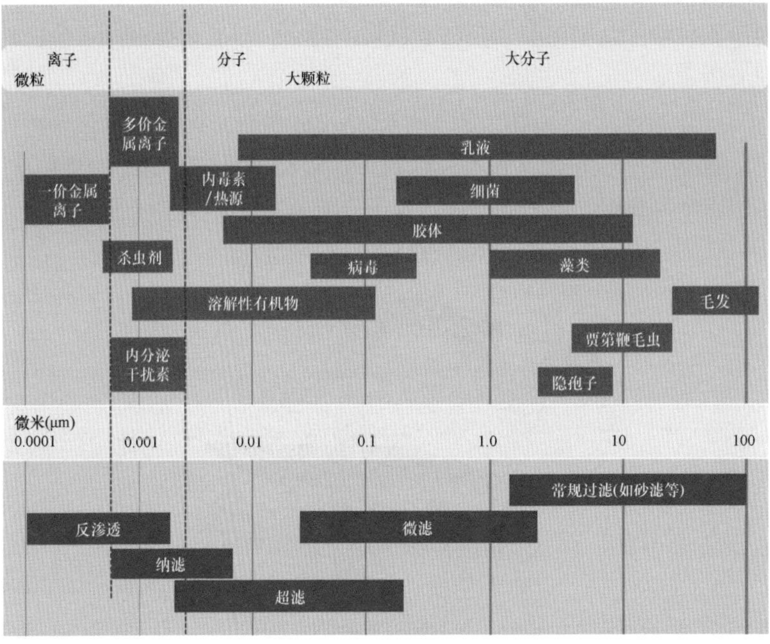

图 2.1　膜过滤尺寸范围示意图

（二）净水技术

微滤技术：应用最为普及，但分离精度不高，可去除水中的大颗粒杂质，无法去除水中小尺寸物质、可溶性杂质等。

超滤技术：应用较为广泛，过滤精度较高，可滤除水中的悬浮物（如胶体物质）、细菌（如大肠杆菌）、大分子有机物（蛋白质）等，但无法去除可溶性的矿物质、有机化学物和余氯等。

纳滤技术：近年来发展日益成熟，能够截留水中大部分的有机物，对于水体中的盐离子具有选择性截留的效果，可适当保留水中的矿物质元素。

反渗透技术：过滤精度可达 0.0001μm 左右，可截留大部分污染物，包括尺寸很小的盐离子。因此，经过反渗透膜过滤的水更纯净。但也有专家指出，反渗透的产水过于“纯净”，缺少人体必要的矿物元素，长期饮用可能会对人体健康产生不利影响。

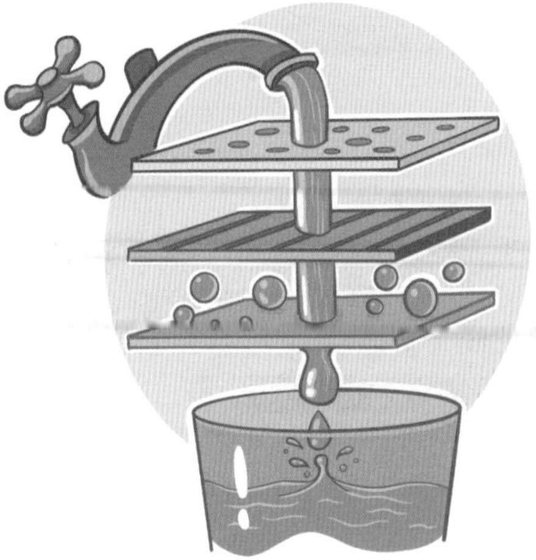

024 （二）净水技术

高级氧化净水技术的原理与作用有哪些？

答：高级氧化净水技术是采用一定的技术手段（如电、光辐射、催化剂或氧化剂）使水中产生一些活性自由基，这些自由基可与有机污染物发生氧化-还原反应，使其降解成低毒或者无毒的物质，甚至直接降解成 CO_2 和 H_2O，以及其他矿化物质。高级氧化净水技术主要有臭氧、光催化、超声波以及电化学等氧化技术，这些技术具有处理效率高、二次污染少等优点，能够高效去除传统饮用水处理工艺中无法消除的污染物，但目前该技术的经济成本较高，因此在实际应用中仍需要选择经济有效的处理技术进行替代。

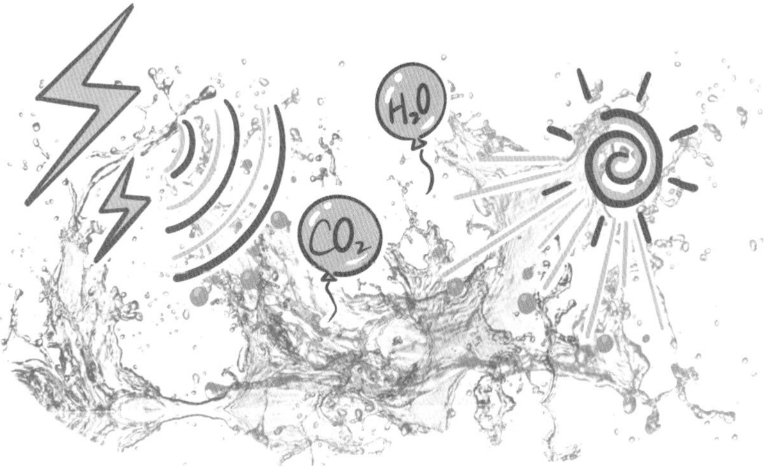

025 （二）净水技术

活性炭在净水中能起到什么作用？

答：活性炭通过对自来水中物质的吸附作用，可有效去除水中的污染物，起到水体净化的作用。这些物质通常包括水中的异味、色度、胶体、微污染物、重金属离子以及加氯消毒副产物（三卤甲烷、卤乙酸等）。此外，活性炭与臭氧技术结合，还能有效降解有机物和杀灭细菌。

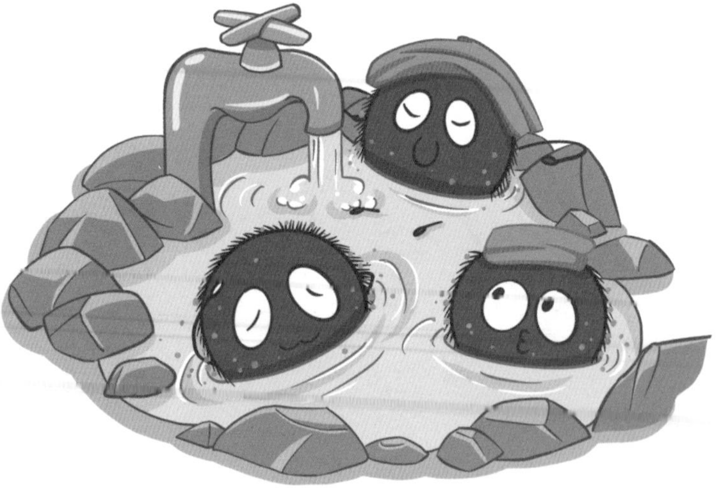

026 (二)净水技术

自来水煮沸后漂浮的水垢是什么，对身体有害吗？

答：水垢作为一种肉眼可见的物质存在于饮用水中，极大程度地影响人们对自来水品质的判断。水垢本质是碳酸钙、硫酸钙、氢氧化镁、碳酸镁等不溶于水的化合物集合，与自来水硬度具有一定的关联关系。从科学的角度说，不能武断地认为含水垢或者高硬度饮用水会对人体健康产生危害，目前没有证据显示饮用水中硬度指标与结石等疾病存在相关关系。与此同时，也无证据表明高硬度饮用水有益于身体健康。因此，过分渲染饮用水硬度的危害或者益处，都是不科学、不恰当的。

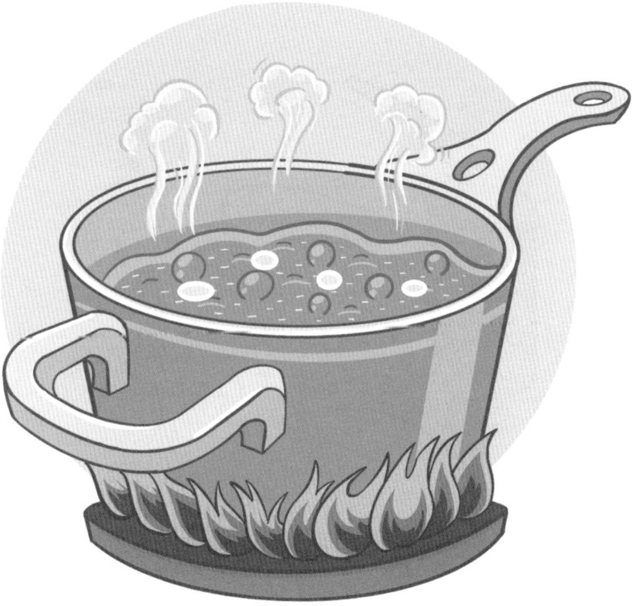

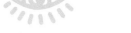

027 （二）净水技术

为什么自来水有时候会出现异味？

答：正常情况下自来水是没有异味的，用户所感受到的异味绝大多数是指的残留在自来水中的消毒剂引起的类似消毒水味道的“氯”味。自来水有轻微“氯”味是正常的，这是因为用来生产自来水的水源都是自然界的天然水体，或多或少都有受到微生物污染的可能。因此，为避免自来水发生水媒传染病，使其符合安全、卫生要求，自来水在净水工艺过程中必须经过加氯消毒处理。同时，为了保证自来水在长距离的输送过程中不受到微生物的二次污染，国家《生活饮用水卫生标准》（GB 5749）规定，自来水中必须含有一定量的余氯。这种浓度的余氯量对一般人的嗅觉或者其他部位的刺激不明显，对人体健康也并无影响。

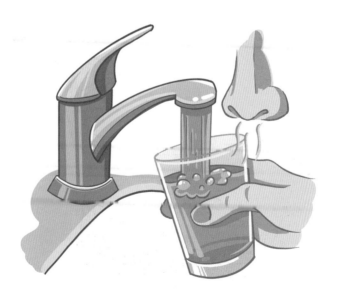

028 （二）净水技术

为什么自来水有时候会呈现乳白色或黄色？

答： 空气若进入密闭的自来水管道内无法排除，会在压力作用下与水进行混合，形成气液混合物，出现自来水呈乳白色的现象。这本质是一种物理现象，并非水质问题。遇到这样的情况，只需要将放出的水静置后释放空气，水就会变澄清。另外，输水管道或多或少会存在腐蚀生锈的情况，若突然打开送水阀门，管道内壁上的铁锈会因水流冲刷而脱落，最终导致自来水发黄。上述两种情况都可以通过简单的放水方式来解决，但若水持续出现黄色，请与自来水集团或卫生行政部门等机构联系，并在其指导下妥当用水。

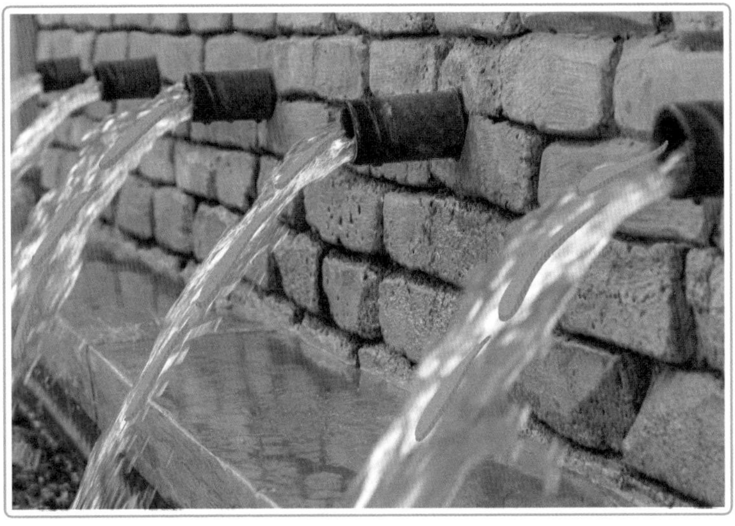

第三章

新污染物篇

饮｜不｜出｜的｜水｜品｜质

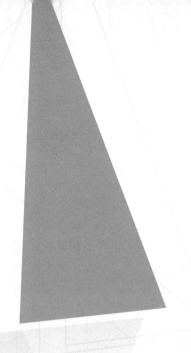

029

什么是新污染物?

答: 新污染物是指尚未有相关的环境管理政策法规或排放控制标准，但根据对其检出频率及潜在的健康风险的评估，有可能被纳入管制对象的物质[4]。这类物质不仅包含新型的化学品，而且还包含历史遗留并已长期存在于人类生存环境中浓度较低的污染物，其潜在的环境危害在近年来才受到重视。近年来，随着工业的快速发展，新污染物在水体中不断被检出，且种类、数量正不断增加，虽然浓度较低，但已对居民的饮水安全造成潜在威胁，是我国健康饮用水亟须解决的问题之一。

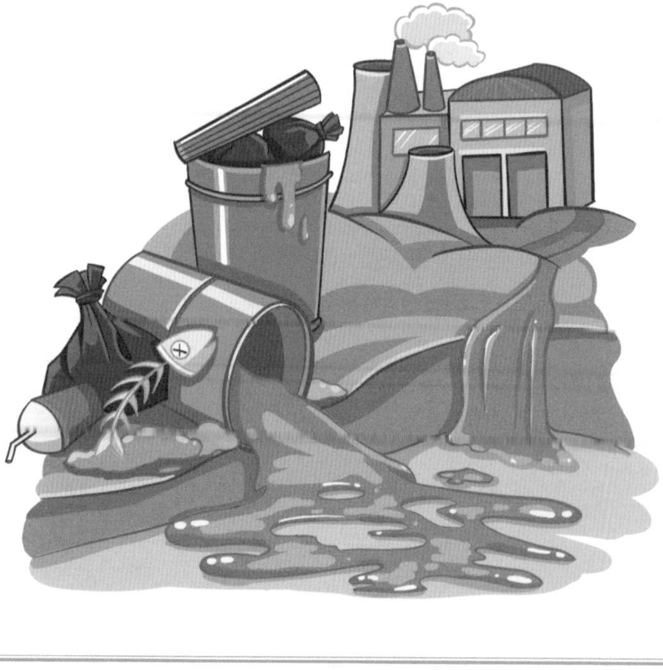

030

水环境中的常见新污染物有哪些?

答: 目前水环境中常见的新污染物有药物及个人护理品（PPCPs）、持久性有机污染物（POPs）、内分泌干扰素（EDCs）、微囊藻毒素、新兴阻燃剂、抗性基因、微塑料等。

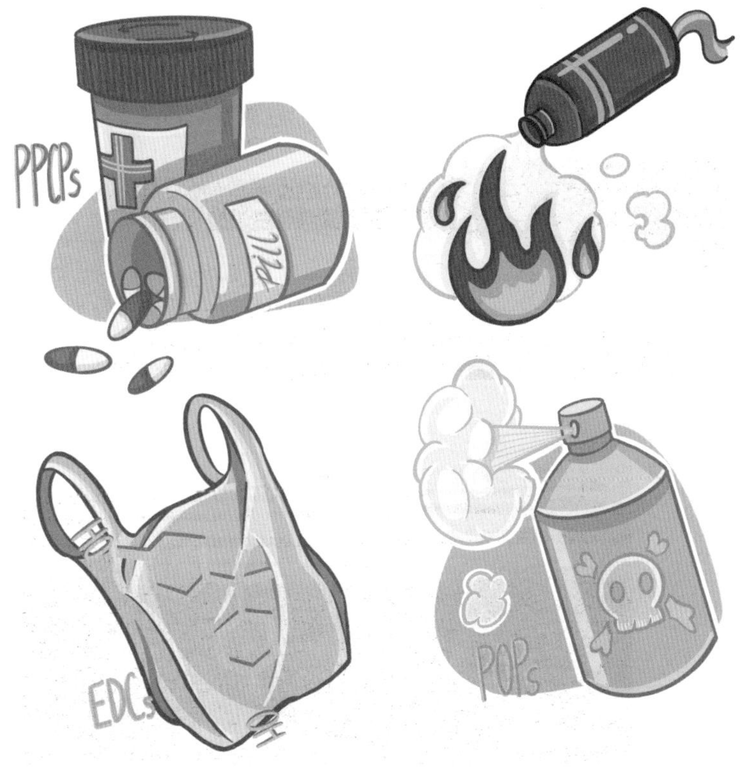

031

新污染物有哪些特性？

答：新污染物的主要特性有：(1）难降解、易迁移：它可以在环境中长期存在，同时会随着外界环境变化而迁移；(2）易生物积累：它能够对人类和生物体产生慢性或累积的毒性效应；(3）水环境中含量低：水体中新污染物的含量在每升水中仅以微克、纳克级别的单位来计量。

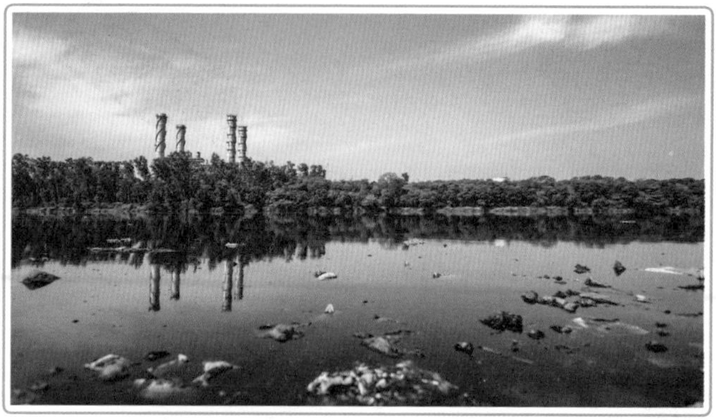

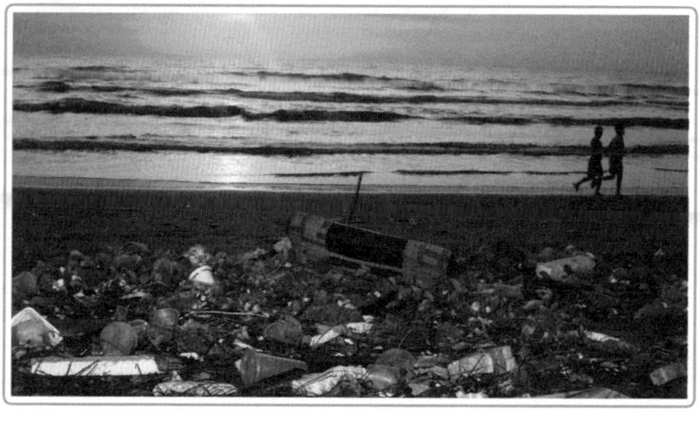

032

新污染物会在生物体内富集吗？

答：新污染物会对生物存在富集累积效应。新污染物的种类和数量繁多，在人类生存环境中共存，不同污染物间会存在复合污染现象，可能对生物的健康风险产生放大效应。

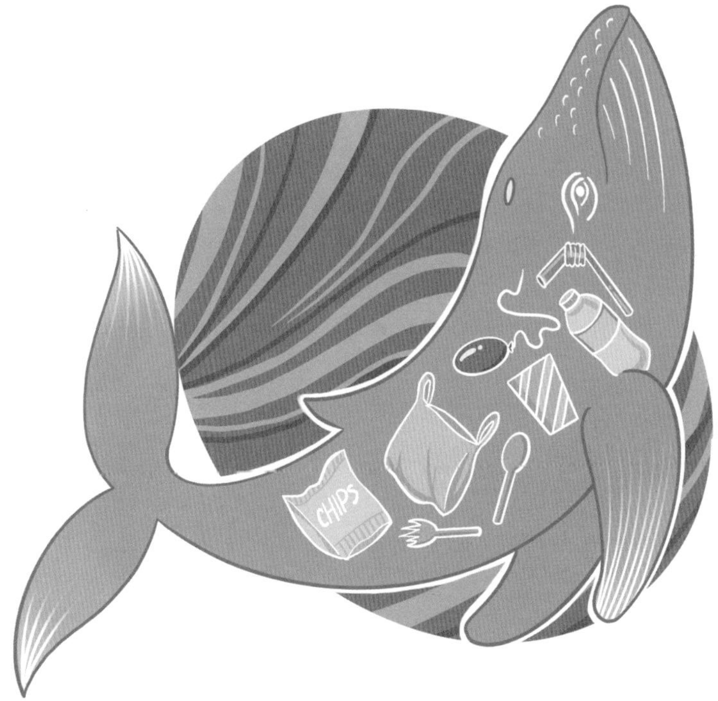

033

新污染物有哪些主要来源？

答：新污染物的来源主要有：

（1）生产、生活等污（废）水。未经处理，直接排入水生态系统中的生产、生活等污水以及来自地表径流和面源污染。未经过有效处理的生活污水中含有大量化妆品、药品等化学品残留，直接排放进入水生环境，造成严重的水体污染。

（2）污水处理厂尾水。常见的主要是排入污水处理系统的生活污水、工业废水和医疗废水，由于常规的污水处理工艺难以对新污染物进行有效处理，所以污水处理厂的尾水是水环境中新污染物的主要来源。

（3）农业、畜牧和水产养殖污废水。随着生活水平的提高，人们对肉类产品的需求与日俱增，极大促进了养殖业的蓬勃发展。动物排泄物含有大量的尚未代谢的抗生素类化合物，是水环境中污染物的重要来源之一。

（4）污泥、垃圾堆放。非正规填埋垃圾会导致污染物随渗滤液直接进入土壤，最终有可能会进入水体环境中。

（5）大气沉降。具有可挥发特性的新污染物能够直接进入大气中，而且部分不具有挥发性的新污染物同样能够随地面扬尘进入大气。进入大气中的新污染物能够进行光降解形成易溶于水的物质，并通过大气沉降途径进入自然水体，也可随降水重新回到地表并进入地表水中。

034

不同地区新污染物的种类和暴露风险是否存在差异？

答：是存在差异的。新污染物大多数来自人为活动，如石油开采、农药和化学品生产、废（污）水排放等。因不同区域所拥有的产业类型、产业布局、自然环境、人口结构、人工环境（各种建筑物、工业与民用的机器、设备和交通运输）和自然环境特征（水域、地质、空气和地貌等）都存在差异，导致不同地区新污染物的种类也不同，暴露风险也会存在差异。

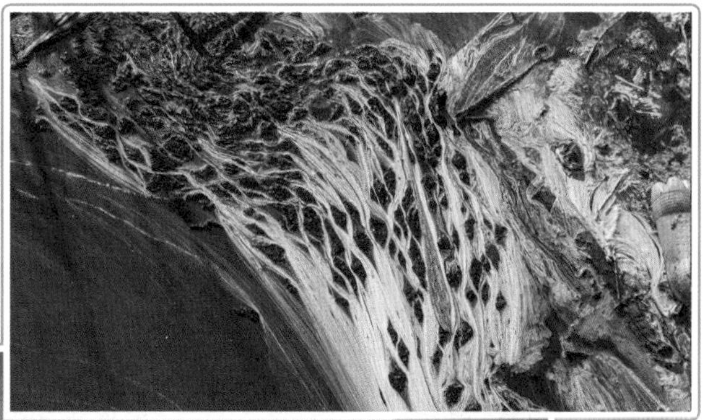

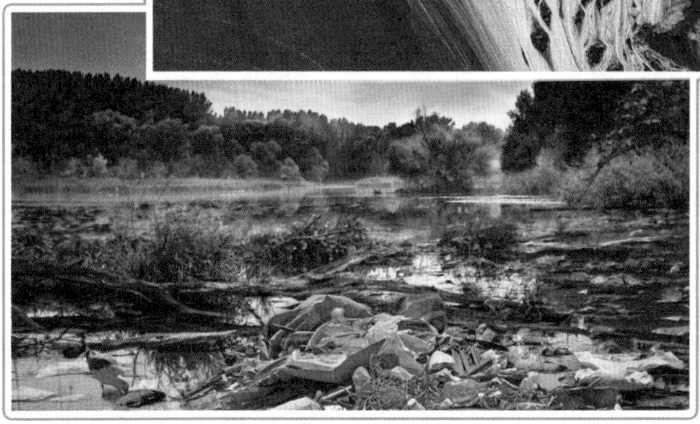

035

饮用水水源中新污染物含量很低，在居民日常饮水中有去除的必要吗？

答：有必要。新污染物在水环境中的含量虽以微克/升或纳克/升为单位，其浓度很低，但难以自然降解，且能够伴随多种途径进行长距离迁移。值得关注的是，新污染物能够对人类和生物体产生慢性或累积毒性效应。例如，个人护理品中的磺胺嘧啶、土霉素等可通过干扰肝脏细胞的活性，进而损害肝细胞。内分泌干扰物可影响人类或动物的内分泌系统，长期影响下会增大居民心脏病、糖尿病、肿瘤及神经缺陷等疾病的发病率。持久性有机污染物可对人的生殖和发育、免疫系统和神经系统等造成损伤。

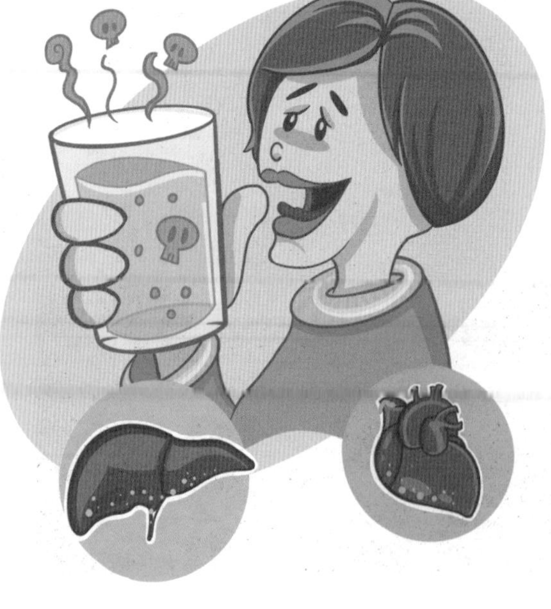

036

居民日常生活中哪些行为会导致新污染物的产生？

答：（1）家用洗涤剂。家用洗涤剂一般会加入表面活性剂，有时候为达到抗菌的目的，还会加入一定量的广谱抗菌剂。居民在清洁物品时，上述物质会随污水进入水环境，是水环境中新污染物的来源之一。

（2）个人护理品。个人护理品也可以看成化学工业品或精细化工产品，主要为植物油类、烃类、脂肪酸、脂肪醇和脂类等，家用个人护理品造成的环境污染近年来引起人们广泛关注。

（3）家用药物。近年来随着居民对自身健康关注度的提高，每个家庭都会自备一些用以治疗日常疾病的药品。家用药物污染主要分为两种，一种是过期药物未得到有效处理直接进入排水系统；另一种是人们尚未代谢完全的药品随排泄物进入排水系统。

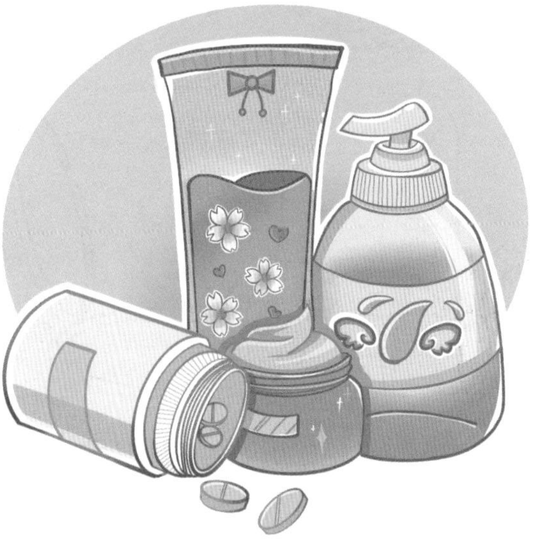

037

药物及个人护理品的来源和危害有哪些?

答: 药物及个人护理品（PPCPs）是一种典型的新污染物，主要指居民日常生活中各种药用品和个人护理品，其主要来源是人类使用的日常化妆品。水体环境中的 PPCPs 性质稳定，能够长期稳定存在，而且由于其多具有疏水亲油的特点，极易随着生物链在生物体内富集，影响居民健康。

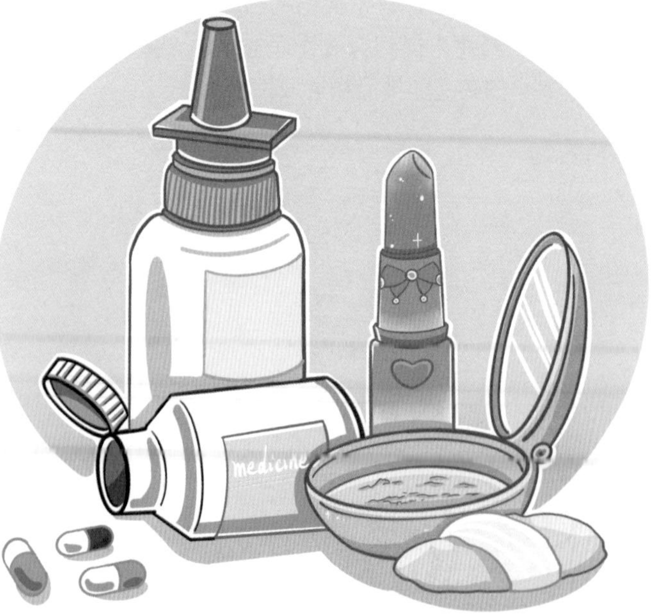

038 持久性有机污染物的来源和危害有哪些？

答：持久性有机污染物（POPs）通常是指具有毒性、生物累积效应和半挥发特点的污染物，能够在环境中稳定存在。水环境中 POPs 主要来自农业面源污染（如农药）、工业污染（化学品）和城市面源污染（生活垃圾）等。国际上高度关注持久性污染物的危害，2001 年 5 月 22 日于瑞典斯德哥尔摩通过《关于持久性有机污染物的斯德哥尔摩公约》。公约将 POPs 主要归纳为三类，杀虫剂（如林丹、五氯苯等）、工业化学品（如六溴联苯、四溴二苯醚、全氟辛烷磺酸等）和工业工序的副产品（如 α - 六氯环己烷和五氯苯等）。由于 POPs 具有稳定性、生物积累效应、半挥发性、高毒性等特性，不但能够对水环境安全造成严重危害，而且这些危害会转移到人体。

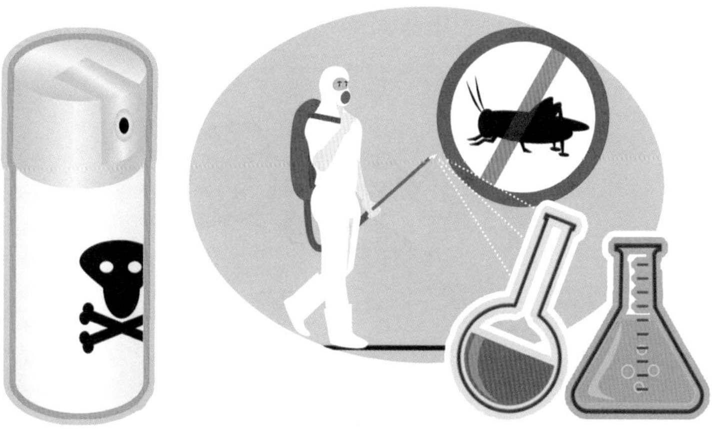

039

抗生素的来源和危害有哪些？

答：抗生素具有抑制或干扰致病菌生存的能力，不仅被广泛用于治疗和预防传染病，而且还被用作牛、猪、家禽和鱼类等动物的疾病防御和生长促进剂。目前我国主要河流和湖泊等各种水体环境中以及地下水中均已检测到痕量抗生素。

饮用水源中抗生素的来源主要有：（1）畜牧及水产养殖。我国是世界上最大的畜禽生产国，畜牧养殖业使用抗生素的量占 40% 以上，代谢的抗生素会以动物粪便或尿液形式进入水体环境。（2）生活污水。居民抗生素滥用导致生活污水中的抗生素残留现状严峻。（3）农业径流。有机肥是我国农业生产过程中使用肥料的类型之一，常用的有机肥大多是以畜禽粪便为原料生产的，肥料中所残留的抗生素可能会随地表径流或雨水冲刷进入河流湖泊以及地下水。

抗生素的环境危害极大，一方面抗生素能够抑制水体中微生物生长，甚至将其直接杀死，从而破坏原来水环境中微生物群落平衡；另一方面，抗生素可诱导水生生物产生抗性基因，提高微生物的抗药能力。

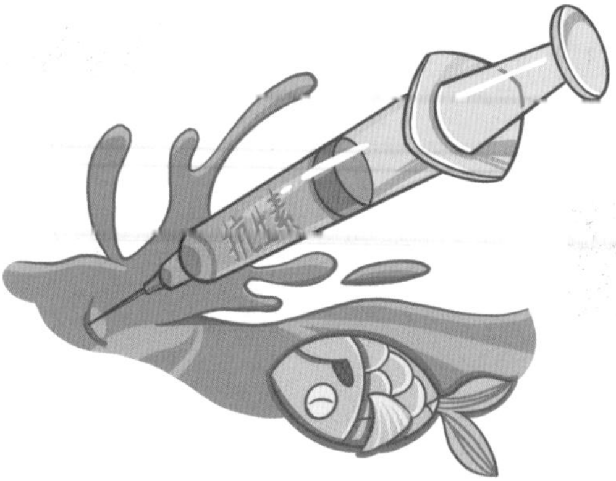

040

内分泌干扰物的来源和危害有哪些？

答：内分泌干扰物又可以被称为环境激素，是人工合成的、具有干扰内分泌系统作用的化学物质。饮用水源中内分泌干扰物的来源主要有：(1) 塑料（特别是人造树脂和四氯乙烯）、农药、固体废弃物和非正规垃圾填埋场的渗滤液；(2) 部分消毒副产物也是内分泌干扰物，如邻苯二甲酸酯类物质（DBPs）。这些内分泌干扰物均可通过水的淋溶作用直接进入水体环境。

虽然内分泌干扰物在水体中的含量较低，但是由于其化学性质稳定，进入人类或动物体内容易影响内分泌系统的发育和生理功能，特别是对生殖系统发育，尤其是对胚胎发育会造成永久性的影响，引发多种疾病，例如癌症、先天畸形等。

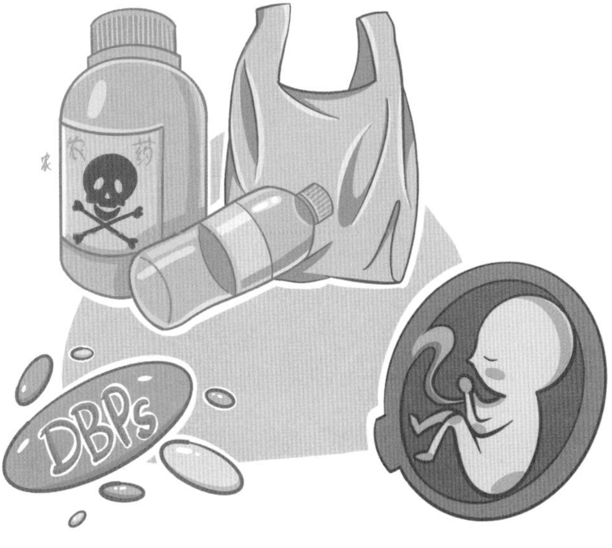

041

水中微塑料的来源和危害有哪些？

答：微塑料是粒径＜5mm 的塑料颗粒，其在环境中的主要来源有两种：(1）初级微塑料，又称为人造微材料；(2）次级微塑料，由大尺寸的塑料垃圾的分解而产生。微塑料主要以球状颗粒、纤维状或碎片状等形态长期稳定存在于环境中。

微塑料本身是一种新污染物，含有增塑剂、稳定剂、阻燃剂等物质，是多种污染物的释放源；另外，微塑料还会吸附部分重金属和有机污染物（多氯联苯和有机氯农药等），能够长距离传输和迁移污染物，环境风险较大。此外，尺寸更小的微塑料能进入人体中，如血液、淋巴系统、肝脏和肠道等，可能会影响人体消化系统或者免疫系统。

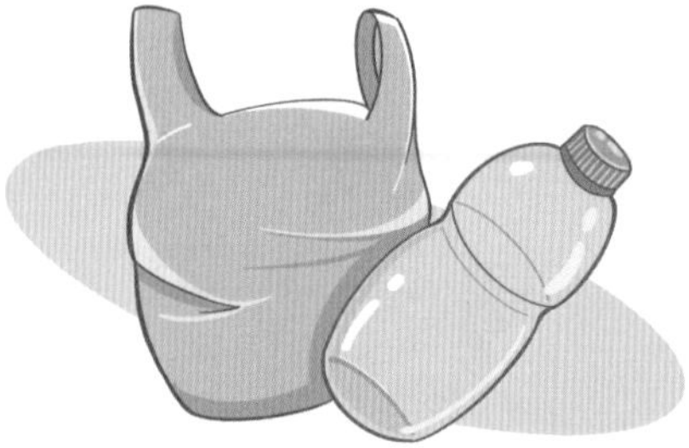

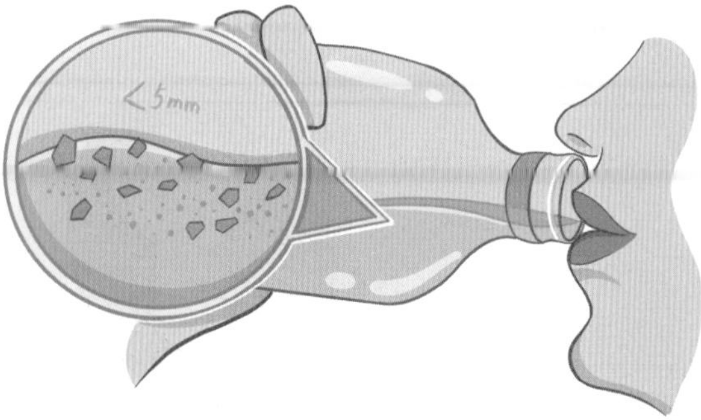

042

微囊藻毒素的来源和危害有哪些?

答：微囊藻毒素通常存在于蓝藻膜内，当其死亡腐败后，细胞膜破裂，体内累积的藻毒素就会释放到水体中。近年来，水体富营养化是我国湖泊的普遍现象。富营养化的水体会导致浮游植物尤其是藻类大量繁殖，进而形成水华。

蓝藻水华中 25%~70% 的藻类能够产生微囊藻毒素，微囊藻毒素是典型的肝毒素，不仅能对人类的肝脏造成严重的危害，还能对水生生物乃至哺乳动物的生殖生长发育产生不良的影响[5]。世界卫生组织（WHO）规定水体中微囊藻毒素的最大安全剂量为 1μg/L。此外，由于微囊藻毒素的水溶性和耐热性较强，性质极其稳定，因此难以通过常规的水处理技术去除。

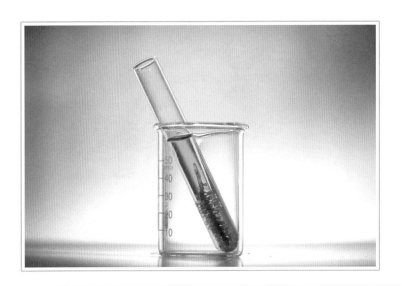

043

有机农药的来源和危害有哪些？

答：在农业生产过程中，有机农药因能控制和杀灭害虫、杂草而被广泛应用。有机农药主要通过农业生产进入水体：(1) 农业面源污染，降雨形成的地表径流将农作物表面、土壤中的农药进行冲刷，并带入水体中；(2) 大气中气态农药汇入，大气中气态农药能够通过沉降方式进入水体。

有机农药不仅具有致突变性、致癌性和致畸性的“三致”危害，而且具有生物富集作用，能够通过食物链富集影响健康，对人类健康产生巨大的危害。

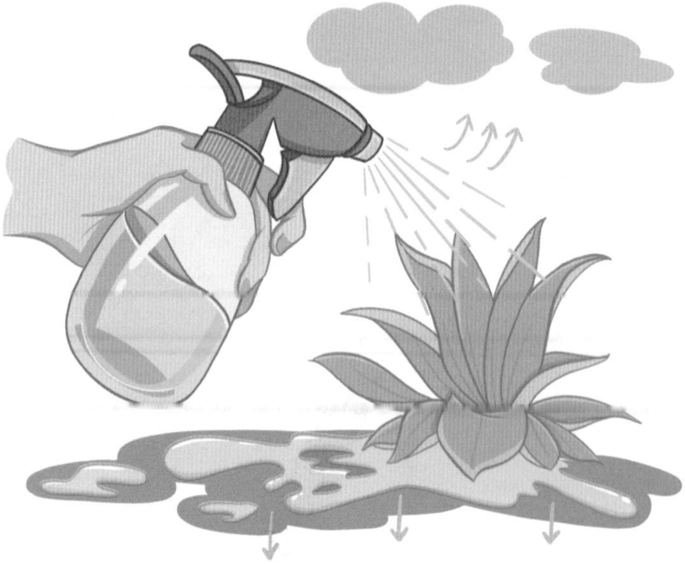

044

常规水处理工艺对去除新污染物效果如何?

答：目前，常规水处理工艺对新污染物去除效果不佳。常规的处理工艺主要是通过混凝、沉淀、过滤和消毒等工艺去除悬浮物、胶体和病原微生物等物质。因为新污染物多数是以小分子或者极小微粒存在，与悬浮物、胶体和病原微生物相比大小几乎忽略不计，常规处理方法难以达到较好的去除效果。

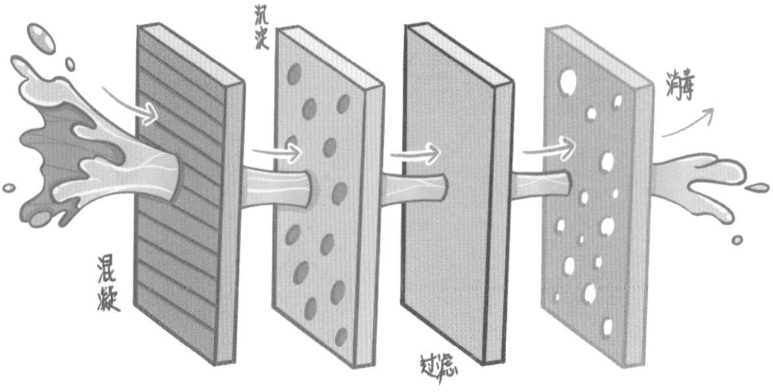

045

针对新污染物有哪些适合的处理技术？

答：紫外光氧化技术，主要是利用紫外光照射所产生的强氧化性自由基对新污染物进行氧化分解。但是紫外光氧化技术的成本过高，而且生成的次级产物的环境风险有待进一步研究。

活性炭吸附技术，可利用其较高的比表面积和丰富的孔道结构，实现对新污染物的物理吸附脱除。该技术成本明显低于高级氧化技术，但是对新污染物的脱除效果相对较差。

膜分离技术（纳滤膜及反渗透），可通过物理孔道筛分与静电排斥作用实现新污染物的分离，具有分离性能好、操作简单、成本低廉等优点，是应用前景最好的新污染物去除方法。

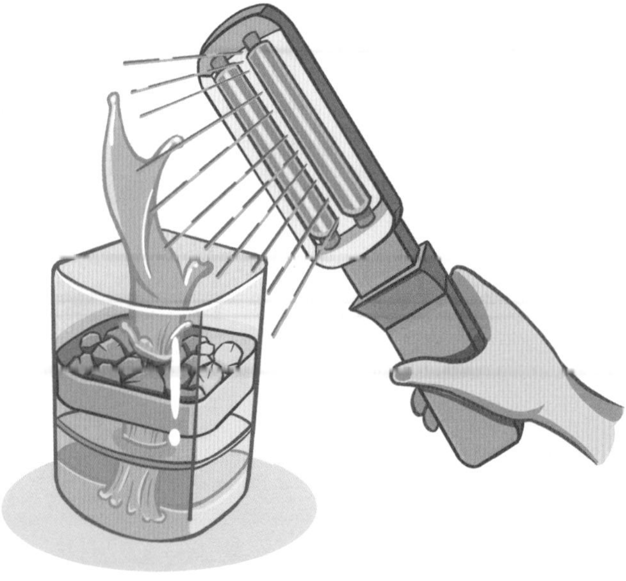

第四章

监测与标准篇

饮｜不｜出｜的｜水｜品｜质

046 ——（一）监测

水质检测对保障饮用水安全的重要性有哪些？

答：水质即水体的质量，指水及其含有的杂质所体现的综合特征。水质指标用于表征水中杂质的种类及数量，用来评价水污染程度。供水企业应当建立水质检测制度，保障饮用水安全。如可以对水源地水质进行检测，通过掌握水质现状及发展趋势，可为水厂工艺选择提供基础数据；检测给水厂各工序的水质参数，可为供水厂调整工艺运行参数提供依据，提升水处理效率；检测管网水、龙头水水质，可及时发现管网故障，降低漏损，保障输水与用户水质安全。

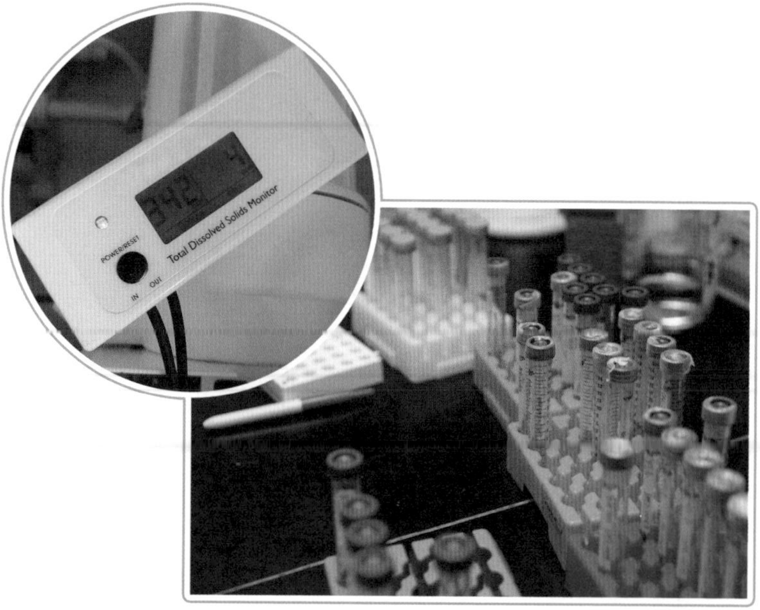

047 （一）监测

为什么水质检测仪器要定期校准？

答：水质检测仪器长时间使用后准确度可能会降低，造成测量结果产生漂移，需要通过校准将检测仪器的误差控制在所要求的技术指标范围内。按照《计量法》等有关法规规章规定，通过资质认定的检验检测机构都要定期对检测仪器进行检定校准。有些水质检测机构还会采取一定的实验室质量控制措施，在水质监测的过程中全程进行质量控制，以确保水质检测结果的准确性和稳定性。

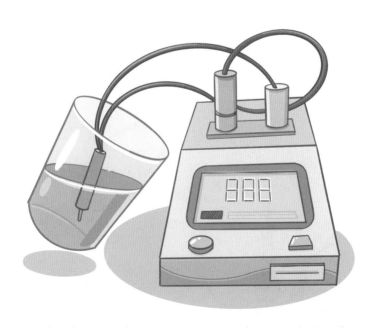

048 （一）监测

我国城市的饮用水水质监测体系是怎样的？

答：《城市供水水质管理规定》（建设部令第156号）中规定，国家和地方两级供水水质监测网组成城市供水水质监测体系[6]，对城市供水的水质进行监督检查。住房城乡建设部城市供水水质监测中心和直辖市、省会城市及计划单列市等经过国家质监部门资质认定的供水水质监测站组成了国家供水水质监测网[7]。地方供水水质监测网由设在直辖市、省会城市、计划单列市等的国家站和其他城市经过省级以上质监部门资质认定的城市供水水质监测站组成。国家和地方两级城市供水水质监测网络成员接受国家及地方委托开展供水厂及管网供水水质监督检测工作。

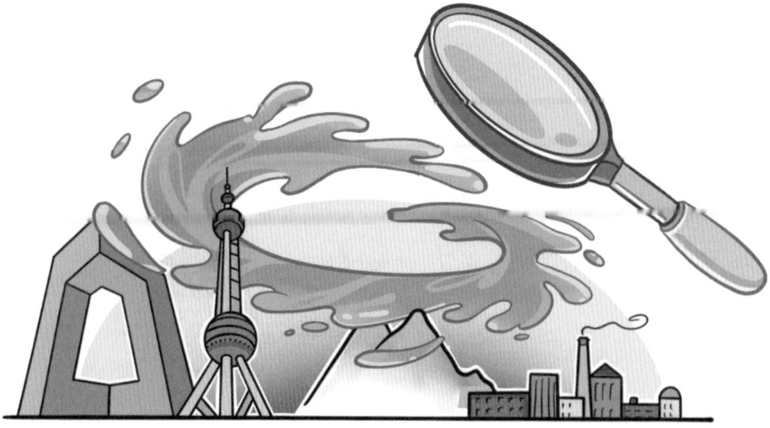

049 （一）监测

第三方水质检测机构的作用有哪些？第三方饮用水水质检测如何进行？

答：我国供水企业水质自检的现象较为普遍，对公众透明度不足。第三方水质检测机构是独立于供水企业、供水用户之外，处于买卖利益之外的检测机构，可以保障水质检测结果的客观中立，有利于公众了解供水水质信息。

普通公众可上网查询当地第三方水质检测企业联络信息，委托其进行取样检测；也可直接向政府有关部门申请专职监督检验机构取水检测。

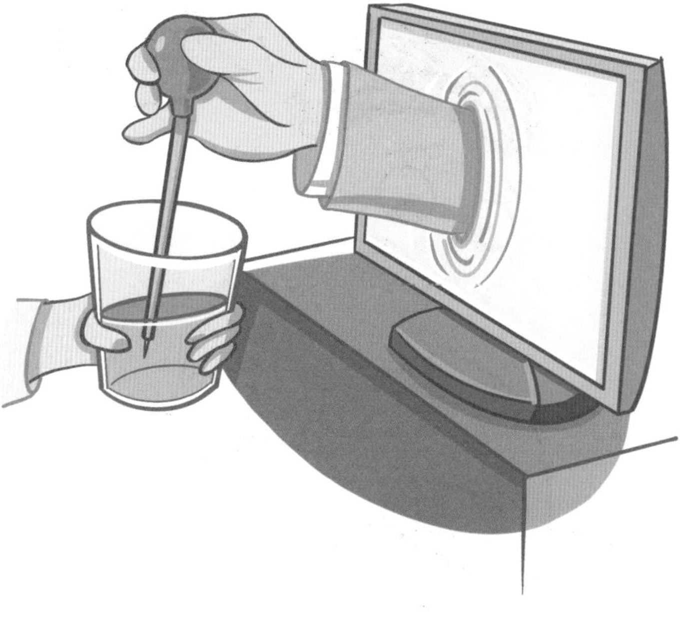

050 （一）监测

如果发现危害供水安全事件应如何上报？

答：《城市供水水质管理规定》（建设部令第 156 号）的第二十六条对供水水质安全事故或安全隐患的报告做了详细规定，第二十七条对供水突发事件应急预案的启动做了详细规定，第二十八条对供水水质安全事故的调查及取证做了详细的规定[6]。如果发现城市供水水质安全情况，应当即刻向当地的供水单位反映，若问题没有得到有效解决，可向城市供水主管部门报告，供水主管部门会同其他部门采取应急处理措施，保障安全供水。

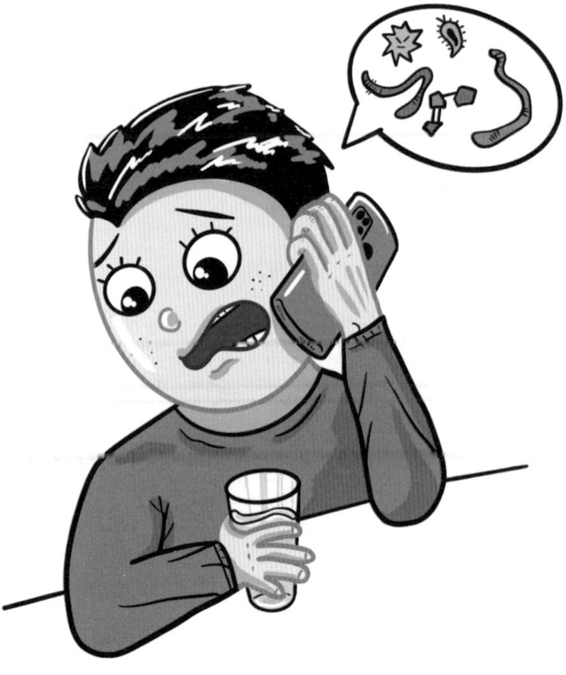

051 （一）监测

饮用水中溶解性总固体（TDS）的含义是什么？TDS 水质检测仪器的作用有哪些？

答：饮用水中溶解性总固体（TDS）指水中可溶性无机盐和有机物含量，《生活饮用水卫生标准》（GB 5749）中规定其限值为 1000mg/L，浓度过高时可能使饮水者产生苦咸感。TDS 水质检测仪只是对 TDS 这一项指标进行检测，无法反映其他水质指标，因此仅以 TDS 检测数值为依据，无法全面反映水质状况。

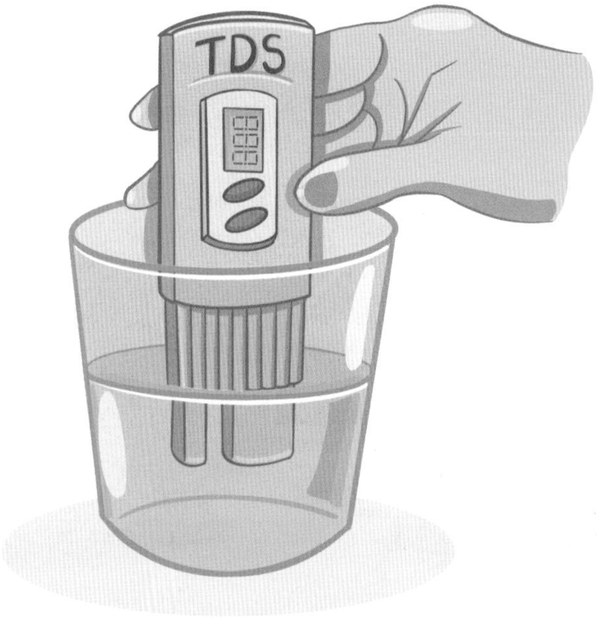

052 （一）监测

饮用水水质监测预警方法有哪些？怎样保障公众的饮水安全？

答：水质预警是基于水质在线监测数据和实验室检测结果，结合历史水质监测数据，采用大数据、云计算等信息化手段，采用单一指标、多指标和数学模型等不同预测方法，对可能出现的重大水质问题提出报警信息，为应急响应提供决策依据。

饮用水水质监测预警体系涵盖水源水质监测预警、净水工艺运行监控和输配水系统在线监测。水源地可以安装水质在线监测设备，实时监测水源地水质变化情况；水厂工艺过程设置在线监测点，根据水质反馈及时调节工艺运行参数，提高工艺运行效能；在供水管网布设在线监测点位，分析管网水质变化情况，进一步提高供水水质安全[8]。

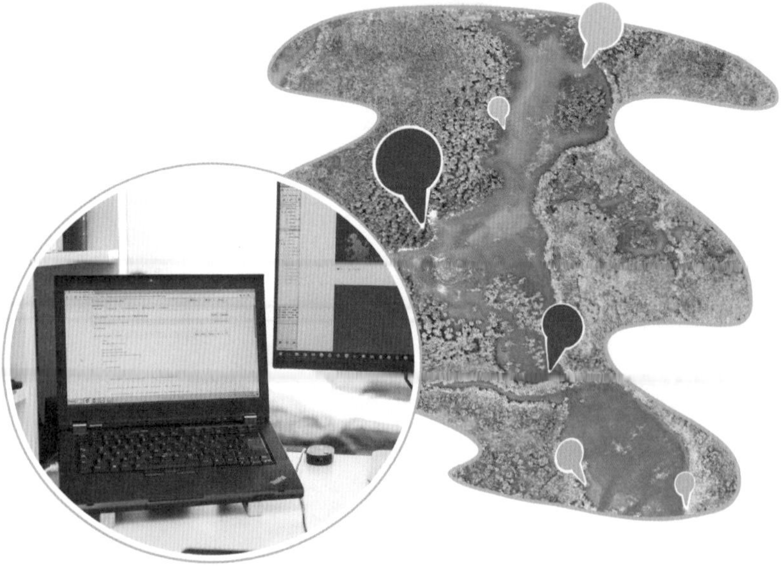

053 （一）监测

我国饮用水安全监管部门有哪些？

答： 饮用水安全包括水量充足、水质安全和供水压力满足用户需求三个方面。我国饮用水安全主要由住建、水利、环保和卫生健康等部门负责。其中，住建部门负责城镇饮用水卫生管理以及供水企业生产管理制度的建立与执行和水质日常检测工作。卫生健康部门负责饮用水卫生监督、供水企业出厂水、管网末梢水水质检测以及组织饮用水卫生标准的制定与修订。环保部门负责饮用水水源保护区的划定、监管及水源水水质监测。水利部门负责水源地管理及农村公共供水的管理。

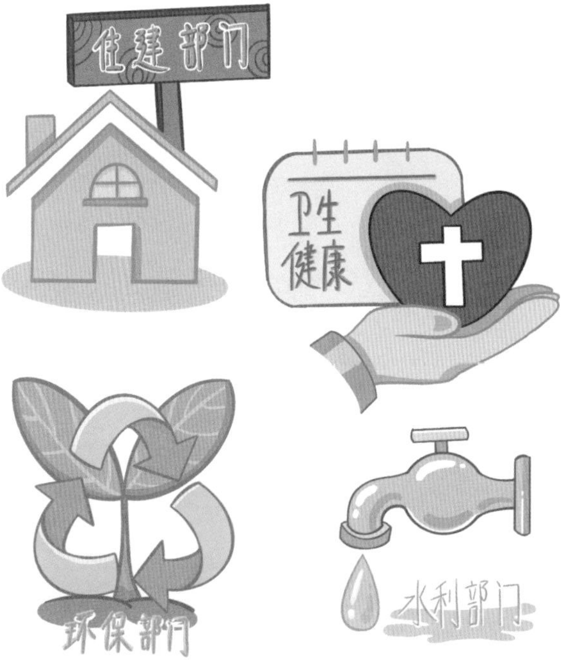

054 （一）监测

饮用水在线监测方法有哪些？

答：饮用水在线监测方法包括：(1) 基于理化 / 电化学的在线监测：常规五参数（pH、温度、浊度、溶解氧、电导率）、耗氧量、氨氮等[9]；(2) 基于光谱原理的在线监测：UV、重金属、藻类；(3) 基于色谱 / 质谱的在线监测：挥发性有机物、消毒副产物等；(4) 基于生物的在线监测：综合毒性。

鱼类是水质监测中广泛应用的水生动物，常用的鱼类有清鳉鱼、剑尾鱼、斑马鱼等。水中出现突发污染物时，鱼类在突发污染物的刺激作用下会发生应激反应，如游泳、摄食、生殖、呼吸以及避敌、攻击等[10]，因此鱼类行为的变化可以间接反映水质变化情况[11]。利用大数据、物联网等新兴技术，可进一步完善鱼类监测预警系统，更全面、更系统地评价水质变化。

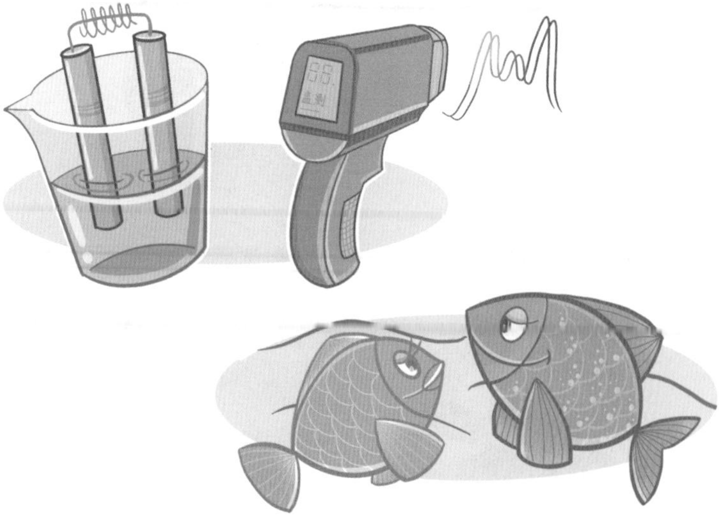

055 （一）监测

什么是水质监测机器人？如何在水环境中应用水质监测机器人？

答：水质监测机器人可以对水体进行自动巡游监测，能够发现水面污染物并能够自动识别报警，满足对污染物的实时监测、对动态污染带自动跟踪预警、自动采取并分析水样等要求，具有续航时间长、采样精确等优点。

水质监测机器人具有操作方便、检测精准、分析快速等优势，现已广泛应用于黑臭水体治理、排水防涝设施建设、城市供水安全保障、海绵城市建设等领域。例如在城市黑臭河道治理中，传统的人工巡河方式工程量大、难度高，采用水质监测机器人协助巡河，极大地提高了管理河湖的工作效率。采用水质监测机器人对黑臭河道进行航拍记录，可以清晰地查看河道水体颜色、排水口、周边养殖场和漂浮物等情况。

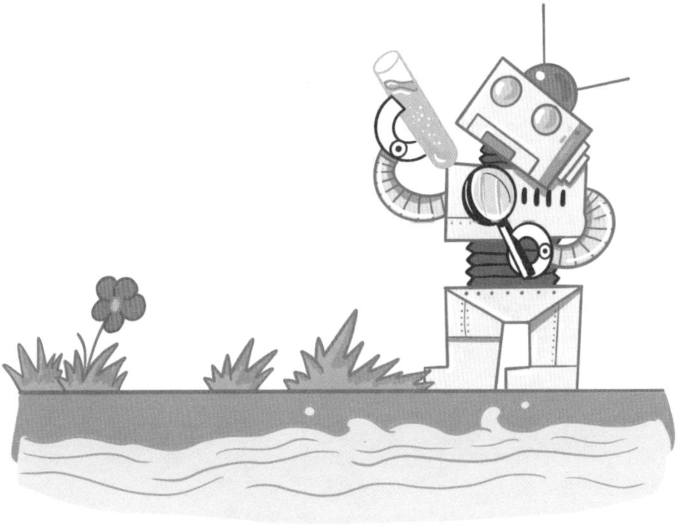

056 （一）监测

什么是遥感监测？它在水环境监测领域的应用情况是怎样的？

答：遥感监测是采用航空或卫星等现代化信息方式，对一定距离之外的环境目标进行动态监测、识别分析环境质量状况的技术，已在监测生态环境变化、水体污染、水土流失等方面展开应用。

在水环境中基于对遥感影像的分析，可以迅速获取水体的分布、泥沙状况、有机质含量、化学污染情况和水深、水体温度等环境信息，实现对水环境的检测评价[12]。如可以快速发现水体污染源以及受污染水体的分布范围等，能够监测诸如水体富营养化（水源保护地水华现象）、油污染、热污染等多种污染类型。

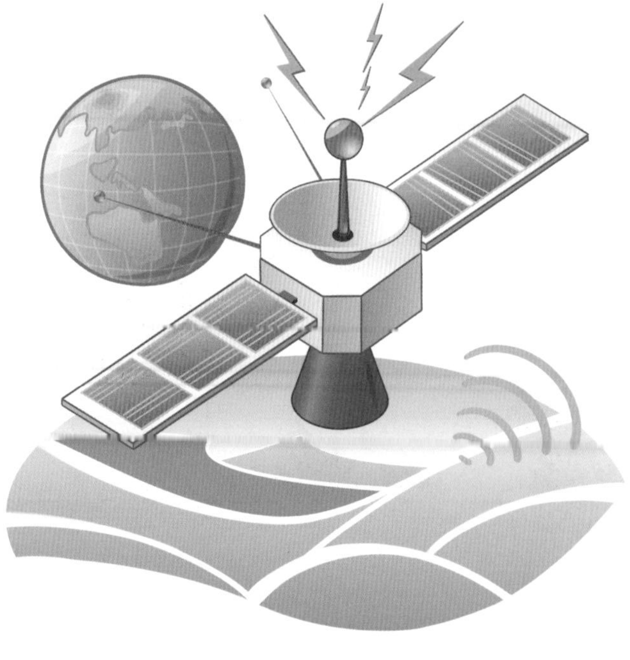

057 （一）监测

智慧水厂是否更有利于保障居民的饮用水安全？

答：公共自来水给水厂的设计理念和运行效果对于促进人民生活和经济社会健康发展至关重要。智慧水厂是以物联网技术采集外部资讯，根据水厂运行规律，利用大数据、人工智能等新兴科技为手段，实现水厂生产、运行、维护等全方位、全过程的信息互通和有序管理，保证水厂的高效节能和绿色环保[13]。

智慧水厂具有以下特点：①净化单元模块化：充分分析水源地水质特点，优选适宜的设备或工艺组合，并确保主工艺及辅助工艺流程中各个模块之间的衔接顺畅；②回收物质资源化：水厂要实现源头控制副产物产生，注重工艺流程中各节点及净化单元生产废水、废料等的回流和回用；③净化过程绿色化：首先充分利用厂区地区的风能、太阳能等可再生能源，其次采用物理净化工艺，降低水厂出水二次污染的风险；④控制方式智能化：基于大数据、物联网、机器人的综合利用和水处理技术的创新突破，实现控制方式的智能化。因此，智慧水厂可完善互利共生的城市基础设施，助力我国健康饮水保障事业，满足新时代人们对高品质饮用水的需求。

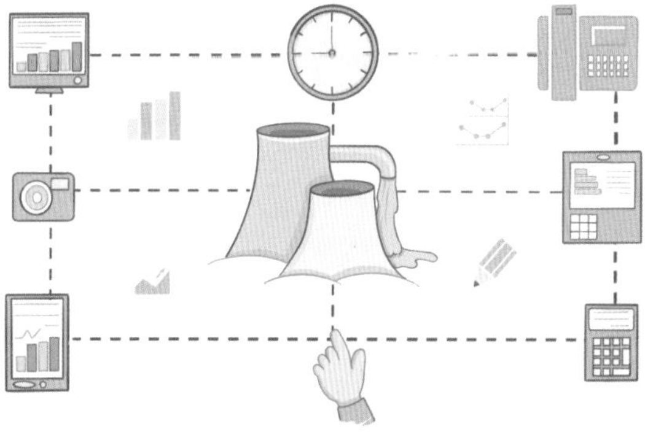

058 （二）标准

生活饮用水水质应符合哪些标准要求？

答： 生活饮用水指供人生活的饮水和生活用水。生活饮用水水质应符合国家《生活饮用水卫生标准》（GB 5749）要求，城乡各类集中式、分散式供水的生活饮用水同样适用于该标准。而市售的饮用纯净水、其他饮用水等包装饮用水应满足《食品安全国家标准　包装饮用水》（GB 19298）要求。市售的天然矿泉水应符合《食品安全国家标准　饮用天然矿泉水》（GB 8537）要求。

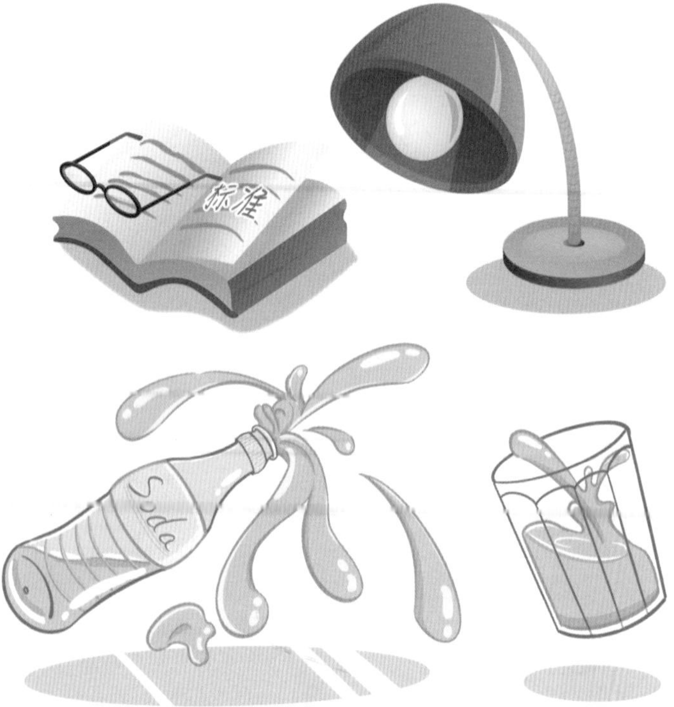

059 （二）标准

上海、深圳等地生活饮用水卫生地方标准发布与实施情况是怎样的？

答：上海《生活饮用水水质标准》（DB31/T 1091—2018）已于2018年10月1日实施。与《生活饮用水卫生标准》（GB 5749—2006）相比，上海地方标准新增指标5项，总指标数达到111项，提升了原有指标40项。深圳市《生活饮用水水质标准》（DB4403/T 60—2020）已于2020年5月1日起实施。与GB 5749—2006相比，新增指标10项，总指标数达到116项。其中常规指标52项，非常规指标64项，提升了原有的52项指标。

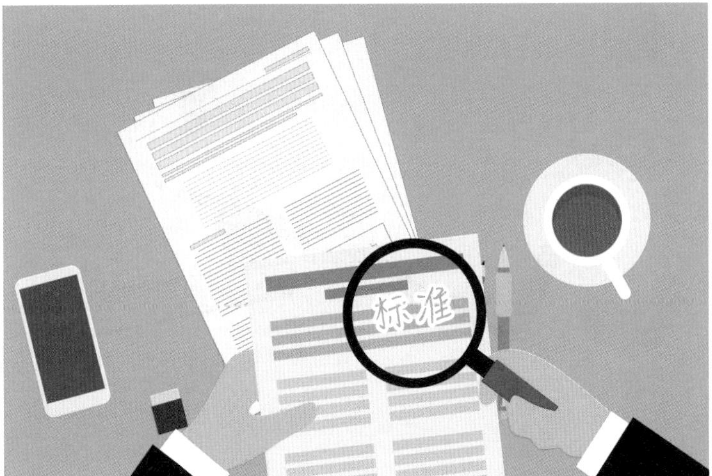

060 （二）标准

我国饮用水水质检测标准有哪些？

答：我国饮用水水质检测标准包括国家标准《生活饮用水标准检验方法》（GB/T 5750—2006）和《城镇供水水质标准检验方法》（CJ/T 141—2018）、《污水监测技术规范》（HJ 91.1—2019）等行业标准。当无标准方法时，可采用非标方法，但应经过方法确认。

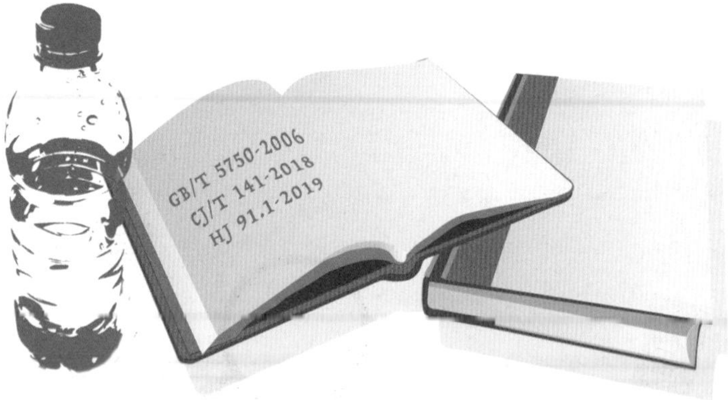

061 （二）标准

我国饮用水水质标准与国际饮用水水质标准有哪些区别？

答：世界卫生组织（WHO）的《饮用水水质准则》、欧盟（EC）的《饮用水水质指令》和美国环保局（USEPA）的《国家饮用水水质标准》[14]为全球具有国际权威性、代表性的三部饮用水水质标准。我国的《生活饮用水卫生标准》（GB 5749）基本与国际标准接轨，并结合我国实际情况，对某些水质指标的设定、限值要求进行了相应的修改。

表 4.1　我国饮用水水质标准与国际标准指标比较[15]

水质指标项目	中国生活饮用水卫生标准（GB 5749—2006）	WHO《饮用水水质准则》（2011）	欧盟《饮用水水质指令》（98/83/EC）	美国《国家饮用水水质标准》（2004）
感官性状	20	30	15	15
有机物	19	25	9	34
农药	20	32	6	19
消毒剂及消毒副产物	17	17	2	11
无机物	22	16	14	17
微生物	6	2	4	7
放射性	2	2	2	5
总计	106	124	52	108

062 （二）标准

自来水厂运行过程中依据哪些标准开展水质监测？

答：《城镇供水厂运行、维护及安全技术规程》（CJJ 58）中规定了自来水厂水质监测项目及检测频率。其中自来水厂应依据《生活饮用水卫生标准》（GB 5749）的要求，结合当地原水水质特征开展原水水质的监测。当原水水质发生异常，可采取增加检测项目和频率等措施，及时查找水质变化原因。

根据供水厂工艺流程，可在原水、沉淀、过滤和消毒等各净化工序设置水质监测点。当需要进行工艺调整或者水质发生异常变化时，也可适当增加水质监测点。

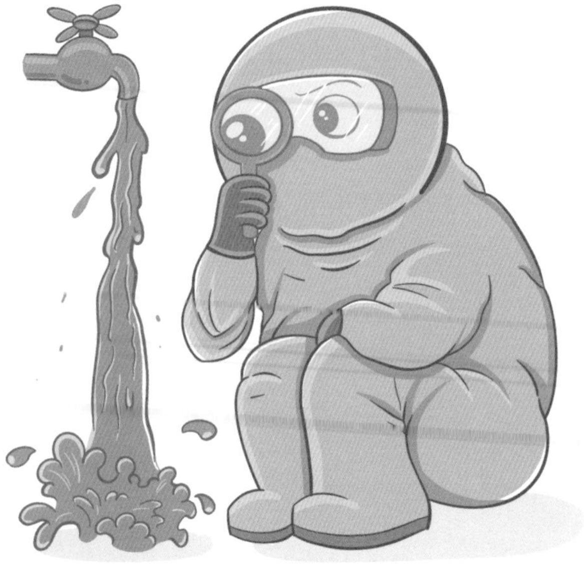

063 （二）标准

自来水厂的水源水质应符合哪些标准？

答：可以分为两种情况，其一，地表水供水，水源水质应符合《地表水环境质量标准》（GB 3838—2002）；其二，地下水供水，使用地下水作为供水水源时，应符合《地下水质量标准》（GB/T 14848—2017）。自来水厂可根据水源水质来优化水处理系统，从而保障自来水供水水质符合国家饮用水标准。

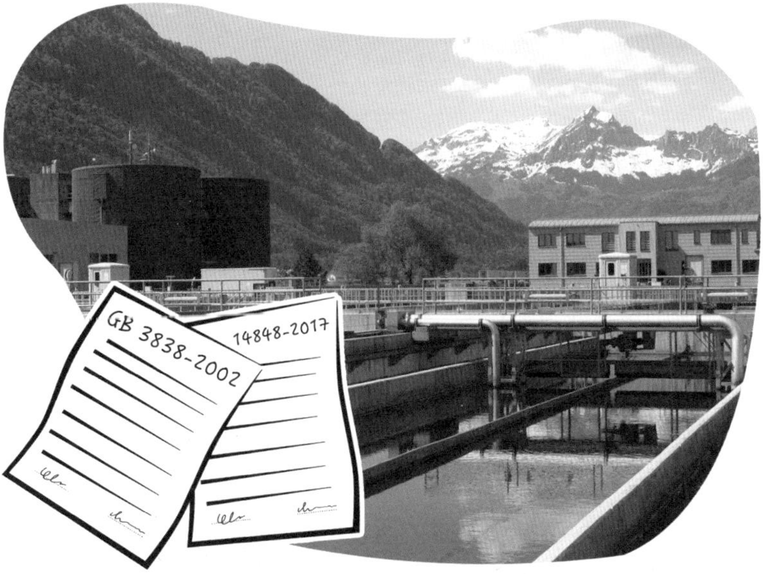

064 （二）标准

饮用水标准中对总硬度的要求有哪些？高硬度水对居民生活的影响有哪些？

答：硬度是指水中钙、镁离子的总量。总硬度又可以分为暂时硬度和永久硬度[16]。暂时硬度为钙、镁离子与水中重碳酸根或少量碳酸根结合形成的硬度。永久硬度为水中钙、镁离子的含量超过碳酸根和碳酸氢根时，过量的钙、镁离子与水中的氯离子、硫酸根和硝酸根形成的非碳酸盐硬度。

我国《生活饮用水卫生标准》（GB 5749）中总硬度限值为 450mg/L（以 $CaCO_3$ 计），日本标准限值为 300mg/L。世界卫生组织（WHO）和美国环保局（EPA）等机构对饮用水硬度尚没有基于健康效应的限制值，但出于饮用口感的考虑，WHO 饮用水质量指南中提出口感限值为 100~250mg/L，EPA 为 80~100mg/L。

饮用高硬度的水，容易造成“水土不服”，导致肠胃不适、腹胀、腹泻；我国居民有喝热水和饮茶的习惯，水加热后产生大量水垢，泡茶时产生明显茶渍，饮水和用水感官体验不佳；采用器具加热水时，加热管壁附着的水垢会降低设备热效率，增加能耗；钙、镁离子会与洗涤剂表面活性剂结合，增加了洗涤剂消耗量，大量的含磷废水排向环境中，加剧了水环境磷污染负荷。

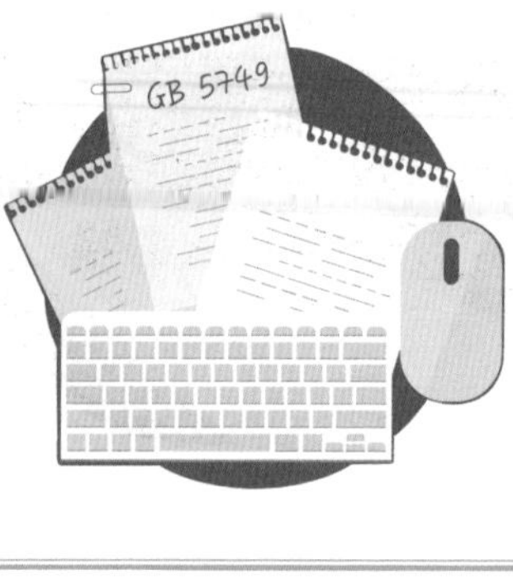

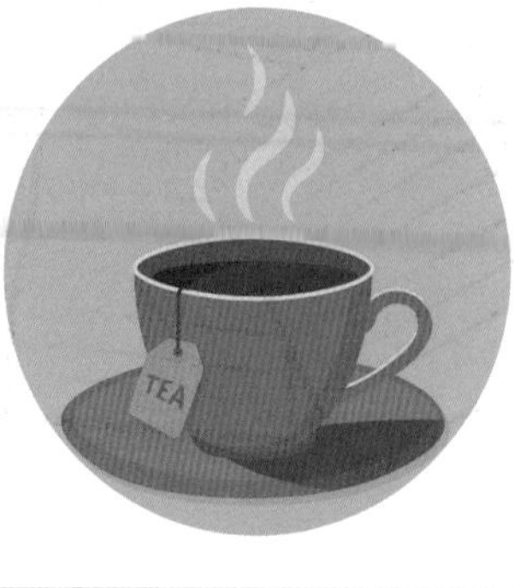

065 （二）标准

我国饮用水标准中的放射性指标有哪些，指标要求是怎样的?

答:《生活饮用水卫生标准》（GB 5749）中规定的放射性指标有总α放射性和总β放射性，其限值分别为0.5Bq/L和1Bq/L。《地下水质量标准》（GB/T 14848）中总α放射性、总β放射要求见表4.5。

表4.2 《地下水质量标准》（GB/T 14848）中放射性指标要求

放射性指标	Ⅰ类（Bq/L）	Ⅱ类（Bq/L）	Ⅲ类（Bq/L）	Ⅳ类（Bq/L）	Ⅴ类（Bq/L）
总α放射性	≤0.1	≤0.1	≤0.5	＞0.5	＞0.5
总β放射性	≤1.0	≤1.0	≤1.0	＞1.0	＞1.0

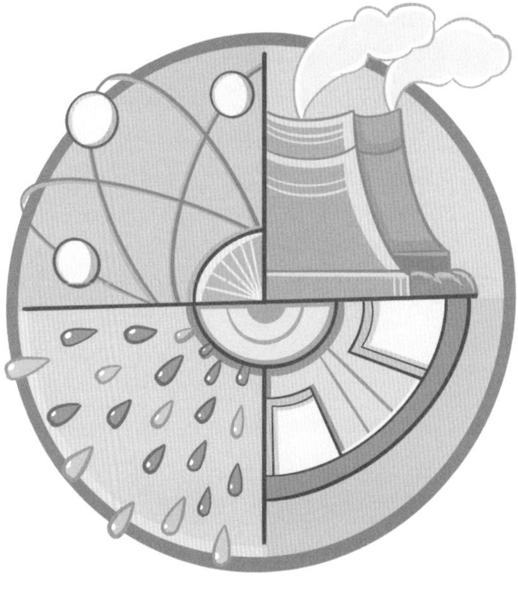

第五章

饮用水水质非常规指标与应急处理篇

饮 | 不 | 出 | 的 | 水 | 品 | 质

066 ——（一）非常规指标

什么是饮用水水质非常规指标？

答：饮用水水质非常规指标是指根据地区、时间或特殊情况需要实施的生活饮用水水质指标，是相对局限地存在于某地区或者不经常被检出的指标项目[17]。可结合具体情况，减少检测频率和有选择地进行检测。详见《生活饮用水卫生标准》（GB 5749）表 3。

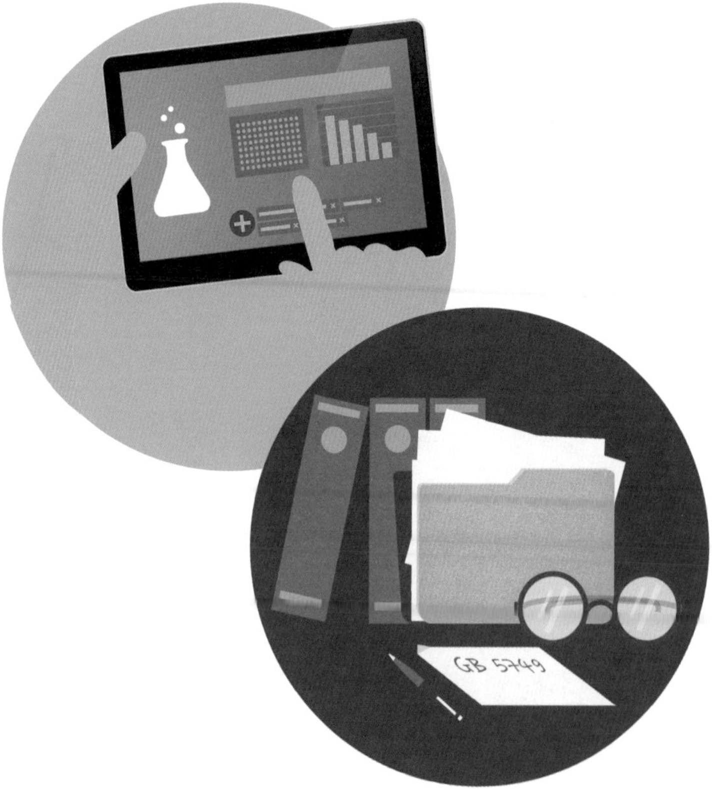

067 （一）非常规指标

饮用水水质非常规指标主要有哪些？

答：根据《生活饮用水卫生标准》（GB 5749），饮用水的非常规指标分为三类。主要包括：

（1）微生物指标：贾第鞭毛虫、隐孢子虫；

（2）毒理指标：锑、钡、铍等重金属；二氯一溴甲烷、一氯二溴甲烷等消毒副产物；乐果、灭草松等农药类有机物；苯、甲苯、二甲苯等持久性有机物；硼、微囊藻毒素等；

（3）感官性状和一般化学指标：氨氮、硫化物、钠。

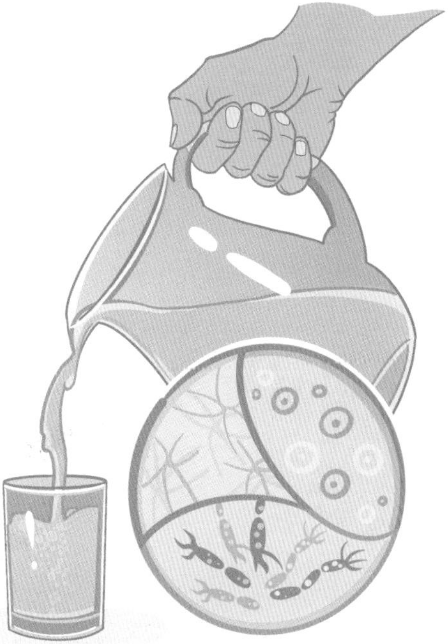

068 ——（一）非常规指标

饮用水水质非常规指标与常规指标有什么区别？

答：（1）组成及指标数目不同。《生活饮用水卫生标准》（GB 5749）中出厂水的常规指标主要包括四部分：微生物指标、毒理指标、感官性状和一般化学指标、放射性指标，共42项。而非常规指标主要包含三部分：微生物指标、毒理指标、感官性状和一般化学指标，共64项。

（2）检测频率不同。为保障公众饮水安全，城市集中供水厂及自建设施供水单位定期对饮用水源进行水质检验。常规水质指标较为常见或检出频率较高，能够反映生活饮用水水质基本状况。根据我国现行《城市供水水质标准》（CJ/T 206—2005），水源水、出厂水及管网末梢水的常规指标及检出过的非常规指标检测频率为每月不少于1次。而非常规指标检测根据当地的水质情况及主要问题确定检测频率。对于以地表水为水源的出厂水中的非常规指标，至少半年进行1次检测。以地下水为水源出厂水的非常规指标，每年至少检测1次。当检测结果超出限值时，将增加指标检测频率，每月不得少于1次。若检测结果连续超出限值，应立即查明原因，并采取相应防治措施，降低污染物的危害性。

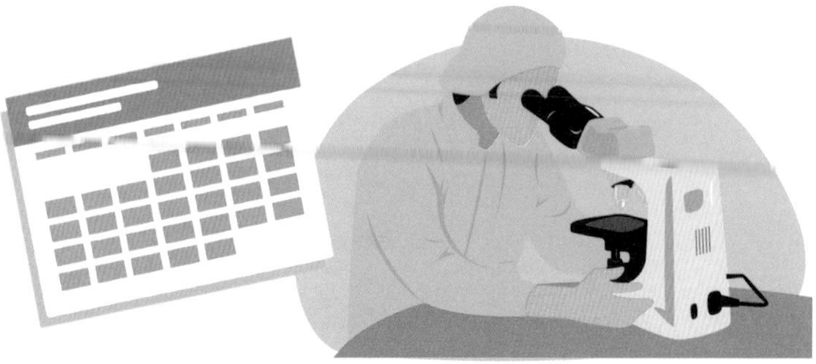

069 （一）非常规指标

饮用水水质非常规指标如何监测?

答：由于我国幅员辽阔，各地区水环境潜在危险源和影响因素不同，导致污染物的地区性差异，并非饮用水水质标准中所有非常规污染指标均同时且高频率地在各区域水体中检出。这些水质指标通常由供水企业中心监测站、自来水厂化验室监测，考虑到分析检测仪器购置成本高且检测方法复杂等问题，相应增加了供水企业的检测费用，且一些指标国内检测技术不能完全跟上，因此，应根据地区、时间或特殊情况需要检测时，开展非常规指标的检测，取样检测频率可结合检出率灵活调整。

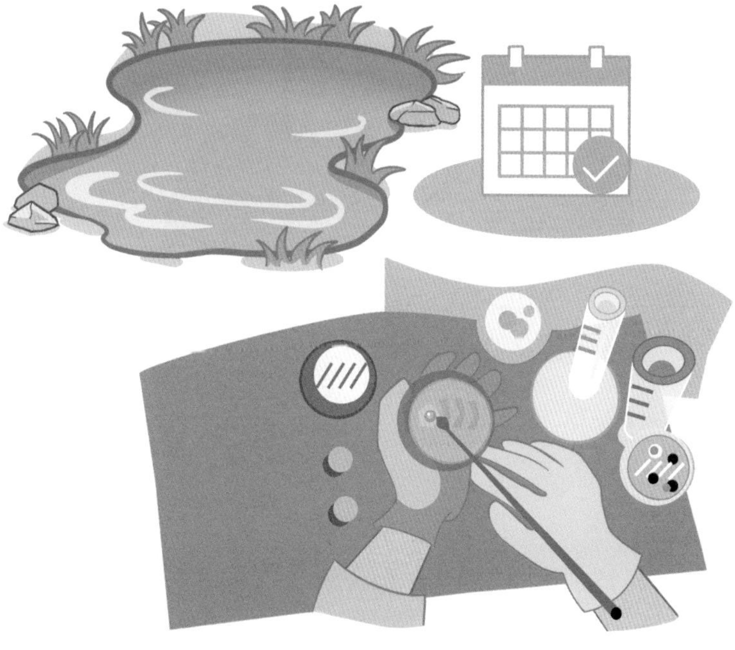

070 （一）非常规指标

饮用水水质非常规指标会影响人体健康吗？

答：非常规指标在超过标准限值的情况下，将对人体健康产生潜在危害，如微生物指标中的贾第鞭毛虫、隐孢子虫超标将导致人体腹泻。毒理学指标的金属及有机物等对人体的神经系统、骨组织、血液、肾脏等各个器官产生不同程度的危害，部分指标还具有蓄积性及遗传毒性。各项非常规指标超标情况下，对人体的潜在危害见书后附表。

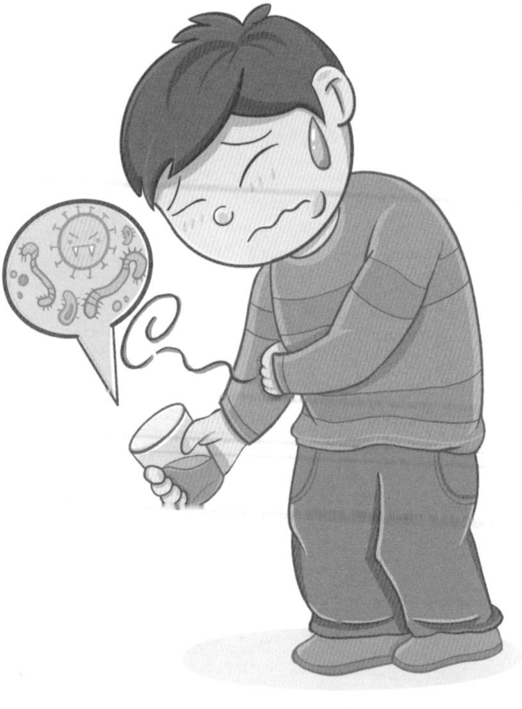

071 （二）突发污染与应急处理

什么是饮用水的突发污染事件？突发污染产生的根源是什么？

答： 饮用水突发污染事件是指人为或自然灾害引起的，瞬时或短期内超量有毒有害污染物被排放到饮用水源或供水管网，导致饮用水水质迅速恶化进而无法正常供水的水污染事件。饮用水的突发污染事件常造成一定的社会恐慌，需要采取应急处置措施，以尽快控制突发污染事件的危害范围，降低其风险及危害，维护社会团结与稳定。

饮用水的突发污染主要由人为和自然两方面因素导致：

（1）人为因素，主要是工业企业等集中排放大量不达标的废水，或突发事故产生的大量有毒有害物质排放至饮用水源，造成饮用水突发污染。例如，化工厂爆炸导致大量化学药品流入饮用水源，造成下游城市的居民饮水安全受到威胁。

（2）自然因素，主要是由于地震、海啸、农林害虫灾害等自然灾害直接或间接引发的饮用水源污染。例如，人们通过喷洒或沉降大量农药的方式防治农林虫灾，部分农药将直接进入水体，影响饮用水水源安全性。此外，洪水或暴雨的冲刷也会导致大量农药、化肥等有害物质流入饮用水源并造成污染。

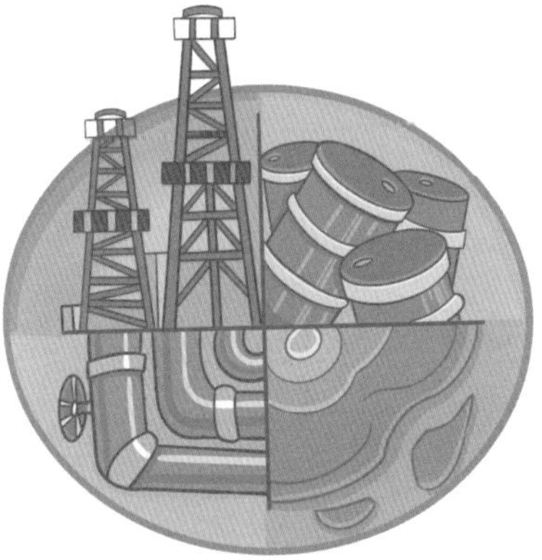

072 —（二）突发污染与应急处理

饮用水水源突发污染事故具有哪些特点？

答： 饮用水水源突发污染事故往往具有不确定性、受害广泛性及应急处理艰巨性等特点。

（1）不确定性

饮用水水源突发污染事故主要是由突发的环境事件导致的，由于突发环境事故包括水体特征、危险品、污染物迁移转化及自然条件等多种不确定性因素，在短时间内偶然和意外发生造成水源污染，因此饮用水水源突发污染事故具有一定的不可预见性、偶然性及突发性。

（2）受害广泛性

饮用水水源关系着市政供水及人们的饮用水安全，被污染的水体将通过复杂的供水管网系统快速传播扩散，进而威胁到受灾地区广大群众健康，造成群众恐慌并导致巨大且广泛的经济损失及社会影响，同时导致生态环境受损严重。

（3）应急处理艰巨性

通常导致饮用水水源突发污染事故的环境事件涉及因素多，突发污染程度大、范围广且危害性强。对于突发污染事件采取的措施必须快速、及时且得当有效，同时突发污染事故后期需要长期修复，修复成本高，因此导致突发污染事故应急处理难度增加，相关工作具有一定的艰巨性。

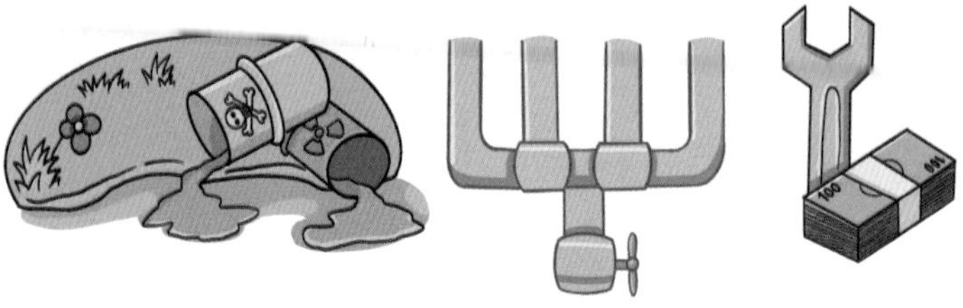

073 （二）突发污染与应急处理

饮用水水源突发污染事故主要有哪几种类型？

答：结合污染特征，污染事故主要分为生物性污染、化学性污染、物理性污染及其他突发污染。

（1）生物性污染：饮用水中的致病微生物、寄生虫等细菌学指标未达到国家卫生标准和卫生规范，导致以饮用水为媒介的传播性疾病。该类型事故通常导致腹泻、伤寒、甲型肝炎等疾病。2007 年 5 月 30 日，受连续高温少雨气候条件影响，太湖大面积暴发藻类并在太湖南岸（浙江省）聚集，随水倒灌进入湖州市内河河道，严重威胁到湖州市两个自来水厂的水质安全。江苏无锡市自来水出现发臭现象，引起社会恐慌，市民纷纷抢购瓶装水。

（2）化学性污染：由剧毒、有毒、有害的化学物质造成饮用水源的污染，造成饮用水中断或发生化学性中毒的事件。如 2015 年 11 月，松花江上游某石化企业苯胺车间发生爆炸，导致具有强致癌性的苯及硝基苯流入松花江，造成 400 万群众饮用水中断。

（3）物理性污染：受污染的水进入水体后，改变水体的物理特性，如使水体浑浊，出现颜色、泡沫和悬浮物增多等现象。如工业废水、生活污水排放或水土流失引起的悬浮物污染，给微生物提供了附着载体；放射性污染及工业冷却水导致的热污染等。1986 年 4 月，苏联切尔诺贝利核事故、2011 年 3 月日本福岛核事故，放射性物质泄漏造成了大范围的环境污染。

（4）其他突发污染：主要是指天然灾害的非人为因素导致饮用水源浊度、色度等感官指标、一般化学指标及微生物指标超标的污染事件，如地震、洪灾、泥石流等。

074 —（二）突发污染与应急处理

饮用水水源突发污染事故的应急处理一般有哪些措施?

答：应急处理是为预防水污染事故的发生，在应急指挥机构的统一组织下，由相关部门及专家参与，并在最短的时间内采取的一系列积极响应和紧急行动。

具体包括如下内容：

（1）快速响应，及时上报相关信息；

（2）全面排查，锁定污染源并梳理污染路径；

（3）统一指挥，开展应急处理和动态监测；

（4）及时科学发布信息，维护社会整体稳定。

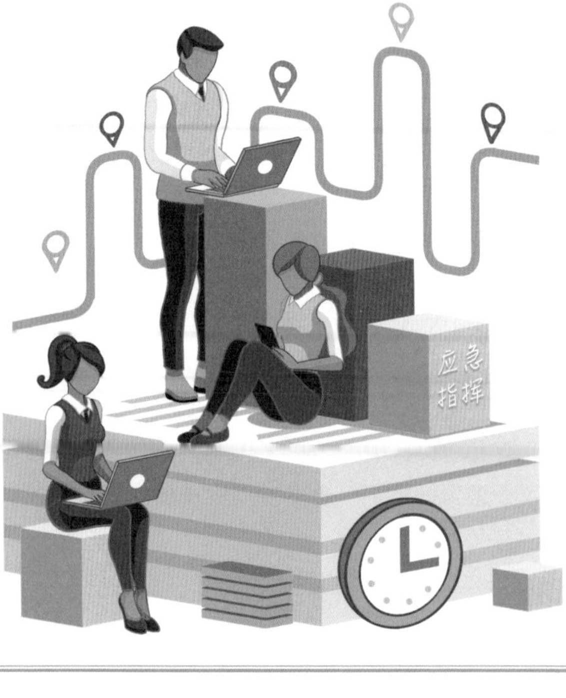

075 （二）突发污染与应急处理

饮用水水源突发污染事故的应急处理技术主要包括哪些？

答：由于饮用水突发污染的污染物浓度高、影响水量大、作用时间短，因此应急处理技术应具备速度快、效果显著、简单易行等特性。目前，我国供水行业已研发并获取了多种污染物的应急处理工艺及参数，基本覆盖了饮用水水质标准中相关指标，主要包括以下技术：

（1）粉末活性炭吸附：通过颗粒巨大的比表面吸附分离水中溶解态与胶体态污染物。主要用于难以生物降解或一般氧化法难以降解的有机物、重金属及放射性核素等的去除。

（2）化学氧化/还原技术：在污染水体中投加的高锰酸钾、次氯酸钠、二氧化氯、臭氧等药剂，高效氧化水中的污染物。主要用于去除氰化物、硫化物等还原性污染物，也可利用亚铁盐等的还原性去除六价铬等污染物。

（3）化学沉淀技术：向水中投加专用化学药剂，使其与水中的特定离子发生化学反应并生成难溶性物质，通过过滤等强化固液分离，从而实现污染物净化。主要用于去除重金属离子。

（4）强化消毒技术：通过增加水中消毒剂有效含量、增强消毒接触时间、增加紫外消毒设施等方法，提高水体中病原体或微生物的杀灭效果。如可有效灭活大肠埃希氏菌、耐热大肠菌群、蓝氏贾第鞭毛虫和隐孢子虫等微生物。

（5）曝气吹脱技术：通过向水体中持续加入大量空气等气体，将挥发性污染物从水相转移到气相中，从而实现气液分离目的。主要用于去除三氯甲烷、四氯化碳等难以被吸附法及氧化法去除的挥发性污染物。

（6）膜分离技术：可根据污染物的尺寸大小选用微滤、超滤、纳滤或者反渗透等膜分离技术，实现水中细菌、胶体、悬浮物、有机物以及重金属离子等的高效去除。

（7）综合处理技术：采用多种技术联用，以达到强化去除的目的。如预氧化技术应对藻类暴发，并增加活性炭吸附技术用于去除藻类产生的嗅味物质。

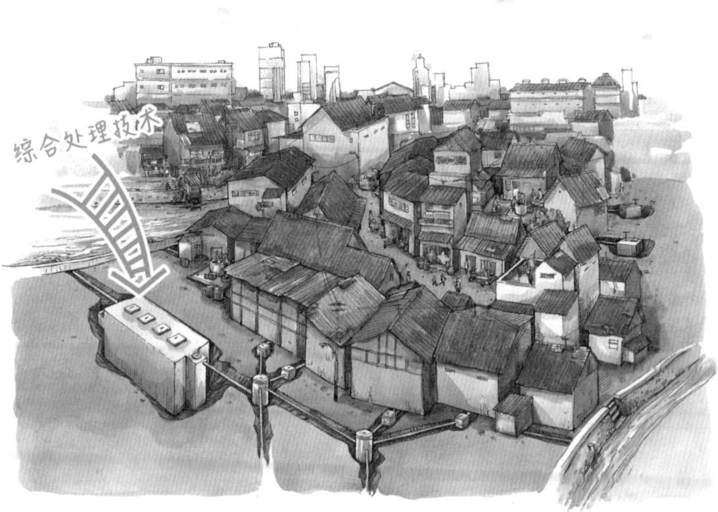

076 —（二）突发污染与应急处理

突发重金属污染的来源和危害有哪些？

答：重金属污染是指水中存在汞、镉、铅以及砷等生物毒性显著且不能被分解的重金属，其浓度超出饮用水水质指标限值，人饮用后会因其毒性产生各种健康危害。日本历史上著名的痛痛病、水俣病都是重金属污染的典型案例。

突发重金属污染往往是由金属矿的开采、冶炼、加工活动，或生产、存储及运输危险化学品过程中发生突发事故，以及生产废水、尾矿废水等渗漏或含重金属化学品直排水体等突发环境污染引起的。

超量重金属在水体中不能被微生物有效降解，而是通过食物链富集浓缩传递给鱼类、贝类等，最终被人类食用而进入人体。典型症状为各种水生生命体的生理活动受限，随之发生个体或群体死亡，进而导致水生生态系统破坏。

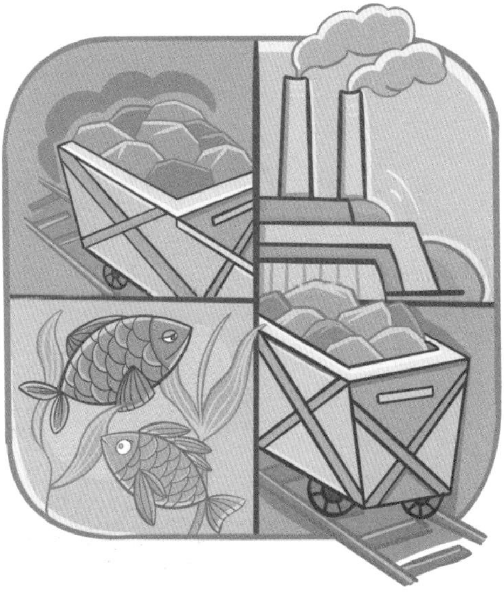

077 —（二）突发污染与应急处理

突发重金属污染的应急处理有哪些措施?

答：突发重金属污染的应急处理措施包括：

（1）迅速组织卫生部门对出现身体不适的居民开展应急医疗救助，防止恐慌情绪扩散；

（2）结合涉及重金属污染行业风险源、危险化学品风险源分析及水质应急检测结果，迅速排查污染源并采取相应污染源控制技术，包括强制止漏、注水排险等，阻断源头污染物进入水体环境；

（3）对已经进入水体环境的重金属污染物，修筑围堰并采取就地应急处理技术，包括稀释法、中和法、沉淀法等，迅速降低其浓度，减少其环境危害；启用应急蓄水池，收集泄漏的重金属污染物进行集中处理，防止污染物扩散；

（4）对下游水体进行持续应急监测，阻止重金属污染物持续扩散；同期调整备用饮用水源进行应急供水，确保居民供水安全。

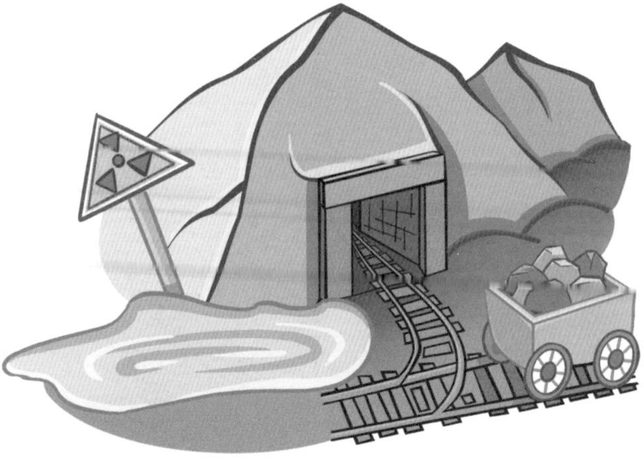

078 —（二）突发污染与应急处理

突发放射性污染的主要来源、迁移路径及危害是什么？

答：放射性污染是放射性元素衰变引起的典型物理性污染，危害往往高于一般的化学毒物。突发放射性污染的主要来源是核电事故造成的放射性废物泄漏。

放射性废气中大量核素 ^{131}I、^{90}Sr、^{137}Cs 等会随大气沉降，污染地表水体和土壤；土壤及堆存的固体放射性废物也会在降雨淋溶条件下，迁移扩散至周边水体；大量放射性废水在堆存过程中也会通过渗漏进入周边水体。

当放射性元素超量存在于水体中时，可以通过食物或饮用水进入人体并累积在器官中，核素自然衰减产生高能射线（α、β、γ 射线）辐照，可能引发器官病变并遗传给后代。如 U 元素会损害人体肝、肾、心脏、脑等器官。2009 年 8 月 30 日，据英国卫报报道，印度的煤电废料堆污染地下水，给当地数百名儿童发育和成长带来了极大伤害，测试记录显示当地地下水中 U 浓度高达 224μg/L，是 WHO 安全标准 15μg/L 的 15 倍。

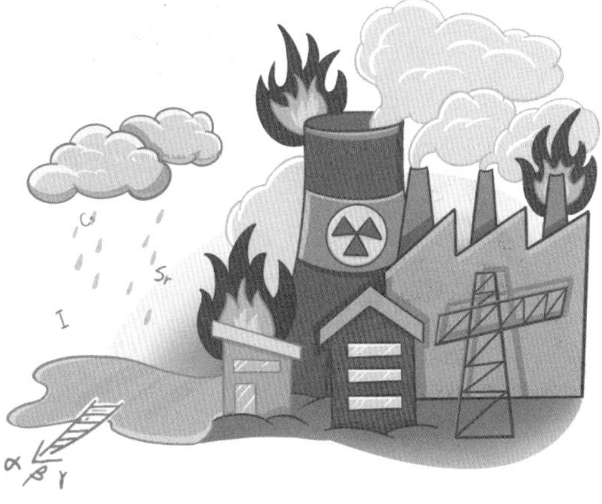

079 —（二）突发污染与应急处理

突发放射性污染水的处理主要包括哪些措施？

答：突发放射性污染水应能收尽收，减少向环境中排放，对于收集在储罐中暂存的放射性废水，应结合核素种类采用对应的处理措施：

（1）对于溶度积系数较小的 ^{235}U、^{90}Sr、^{60}Co、^{110}Ag、^{131}I 等，应通过投加化学药剂的方法，实现其快速化学沉淀；

（2）对于溶度积系数较大的 ^{134}Cs、^{137}Cs 等核素，可以考虑离子交换法实现其化学固定；

（3）对于难以处理的 ^{3}H、Ru 等核素，应加强技术研发，通过高效膜分离技术实现其浓缩处理，进一步蒸发浓缩后，进行固化填埋；

（4）将以上处理工艺产生的放射性浓缩液、废污泥、废树脂等分类收集，固化处理后暂存，并运输至放射性废物处置场安全填埋。

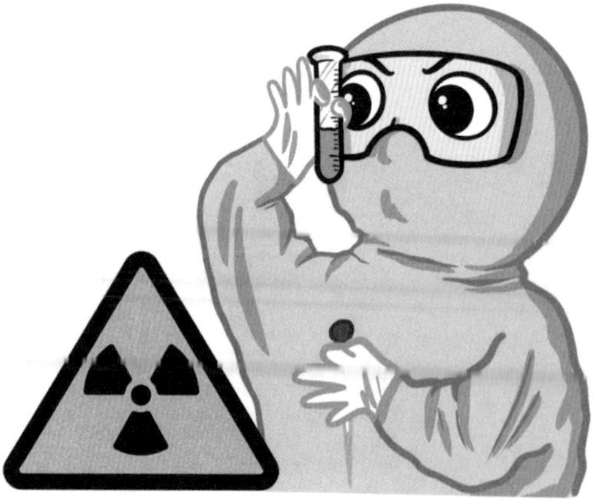

080 （二）突发污染与应急处理

突发石油类污染的主要来源及危害是什么？

答：当前石油被广泛应用于生产、生活及交通运输等，由于人为意外或自然灾害引起的石油类污染分布广泛，如工业企业事故排放，船舶搁浅或沉没造成的泄漏，外海钻油平台、加油站及输油管道爆炸等引发的泄漏都可能导致大气、土壤及水污染事件。如 2010 年 4 月英国石油公司外海钻油平台爆炸造成的墨西哥湾石油污染事件，2018 年 11 月福建东港碳九泄漏事件导致 52 名群众接触污染物后就医等。

石油类物质是饮用水常见风险污染物，对生态环境和人体健康有着显著危害。具体地讲，漂浮在水体的石油形成油膜阻碍水体与大气的物质交换，且石油具有独特的黏附性，会覆盖水体中动植物表层，石油中含有的碳氢化合物对于水生动植物具有直接毒性，以上因素都可以加速水体中生物的死亡；人类食用受石油污染，特别是多环芳烃污染的水产品后，这些致癌物进入人体，将危及身体健康。

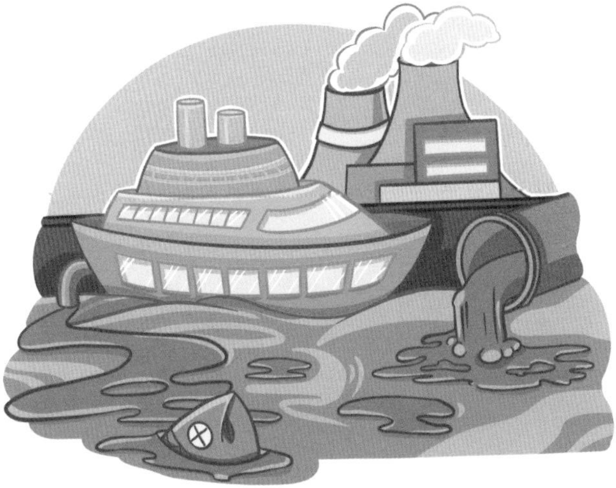

081 （二）突发污染与应急处理

突发石油类污染的应急处理有哪些措施？

答：突发石油类污染的应急处理措施包括：

（1）水厂及时停止从受污染水体取水，并紧急启动备用水源，保障基本供水；

（2）在受污染水体及相应水厂设置水质监测断面及监测点位，取样检测，确定污染水体及相应水厂的石油类指标浓度，对已污染的饮用水停止输送和供应；

（3）在受污染水体的取水口周围设置吸油毡，利用其吸附作用拦截，减轻和防止污染扩散；

（4）恢复取水后，在取水口投加除油吸附剂（如粉末活性炭），使其与水充分混合，利用输水过程吸附石油类污染物；

（5）恢复供水后，对取水口、配水井原水、滤后水、出厂水进行不间断采样监测，结合水质数据，及时调整水厂凝絮剂的投加量，并采取进一步投加粉末活性炭或设置活性炭吸附池等措施确保水质稳定达标。

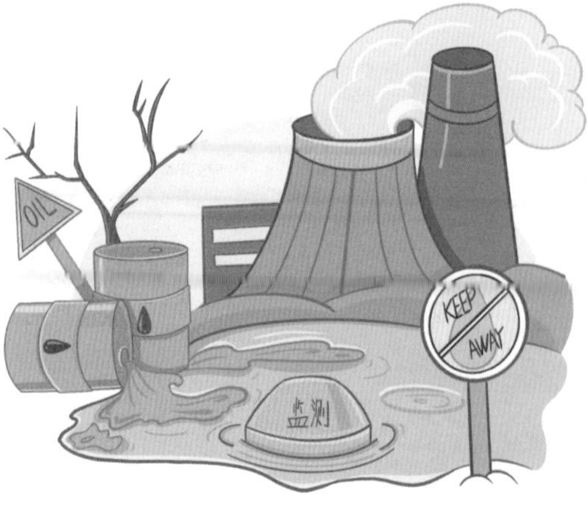

082 —（二）突发污染与应急处理

突发自然灾害条件下水源地污染具有哪些特点？

答：突发自然灾害往往直接影响水源地的水质。目前，影响我国的主要气象灾害包括干旱、暴雨、台风、冰雹、低温冷冻、雪灾等。我国的地质灾害主要有地震，地面裂缝、沉降与塌陷，沙漠化，水土流失，煤田火灾，还有海水倒灌、土壤盐碱化、泥石流、滑坡等。

突发自然灾害条件下，水源地污染往往具有以下基本特征：

（1）来势迅猛，潜伏期短，波及范围广；

（2）灾害影响范围与供水范围基本一致；

（3）污染源移除后，通过原位修复或异位处理，事件影响往往很快得到控制，对于地下水应开展长期监测，以确保水源长期安全。

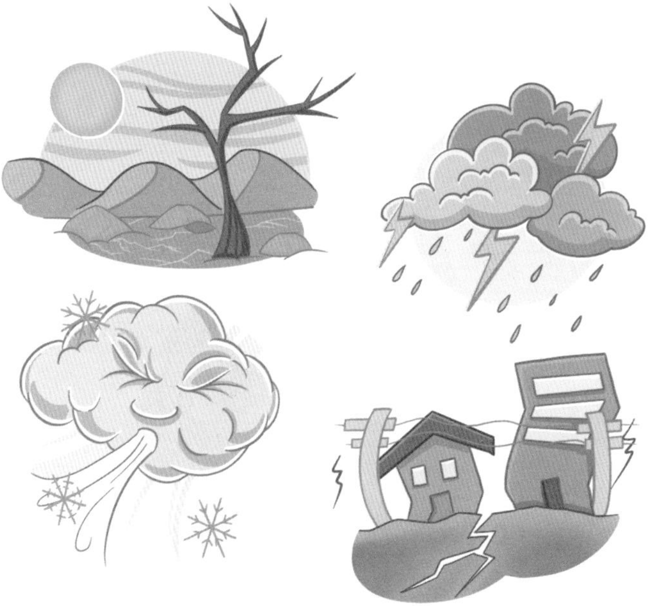

083 —（二）突发污染与应急处理

突发自然灾害条件下水源地污染的处理主要包括哪些措施？

答：突发自然灾害类型多样，应结合具体灾情制定水源地处理措施。以地震灾害为例，震区的生活设施、供水系统等遭受极大破坏，民众不能及时就地获取安全饮用水，另外，生活垃圾的随意丢弃也会使灾区的生活环境进一步恶化。

饮水和饮食卫生是预防传染病的关键。当生活饮用水源污染危及人群健康时，应迅速开展医疗救治工作，并及时疏散人群。对可疑供水污染区内的高危人群，进行预防性服药并持续开展医学观察；对已经出现传染病症状的人群应迅速隔离并进行实时医学观察；对确认被轻微污染的饮用水源，在应急监测确保安全的基础上可用漂白粉消毒生活饮用水；污染严重无法简单消毒使用饮用水时，应启动应急备用水源、应急供水车辆等措施临时调配安全的饮用水，保障基本饮水供应；灾后恢复水厂供水时，在取水口及水厂相应处理工艺中，通过投加化学药剂、增设粉末活性炭池、膜处理装置等应急处理设施确保水厂出厂水稳定达标。

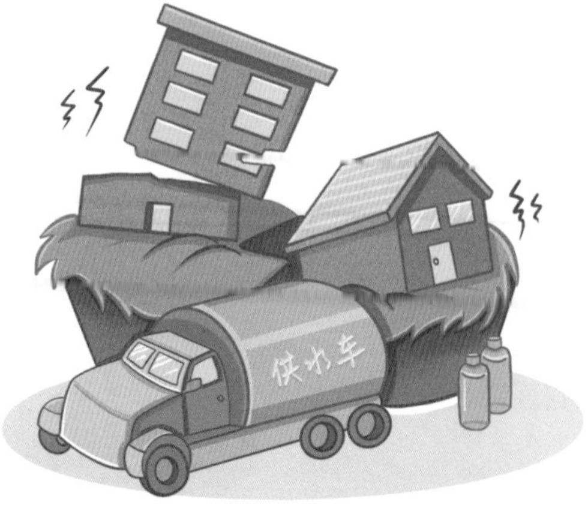

084 —（二）突发污染与应急处理

饮用水突发公共卫生事件会造成哪些影响？

答：饮用水突发公共卫生事件是指污染物短时间大量排放至饮用水中，导致无法正常供水，影响人民正常生活、生产秩序，甚至造成大量人员中毒或死亡的水污染突发事件。其可能发生在水源地、（净）水厂、输水管网甚至居民家中，需结合具体情况具体分析。净水厂受工艺运行实际效果影响，突发污染往往影响的是其供水范围内的居民供水安全；输水管网受其上部突发事故造成的污染物下渗影响，往往影响的是下游居民的饮水安全；管道错接导致的饮用水突发公共卫生事件，往往不会对水源产生影响，而是直接影响供水区内居民的饮水安全。2020 年 7 月，韩国的仁川、蔚山等地的 7 家净水厂发现了幼虫。受此突发污染事件影响，韩国民众不安情绪蔓延，过滤器、瓶装水等产品的销量也大幅攀升。

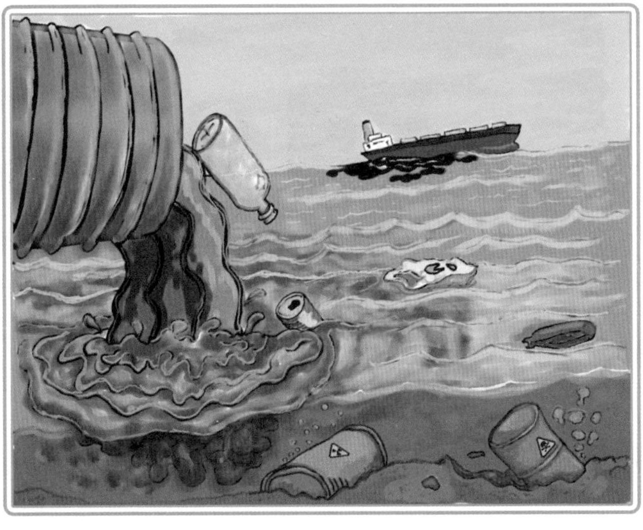

085 （二）突发污染与应急处理

饮用水突发公共卫生事件的处理主要包括哪些措施？

答：饮用水突发公共卫生事件具体应急处理措施包括以下内容：

（1）对受污染影响范围内的人群，特别是高危人群，进行预防性服药和治疗；

（2）选择和提供临时饮用水源，多措并举保障停水区的饮用水供给；

（3）立即清除污染源，并对污染源水区进行有效隔断，防止污染扩散；

（4）被污染的水厂、管网及供水设施等及时停止供水，准确查找污染范围，清洗并消毒，必要时增加临时消毒装备；

（5）大众及时了解新闻媒体和自媒体的官方权威信息，不信谣、不传谣、不造谣、不恐慌、不哄抢，并积极配合相关部门做好应急处理工作。

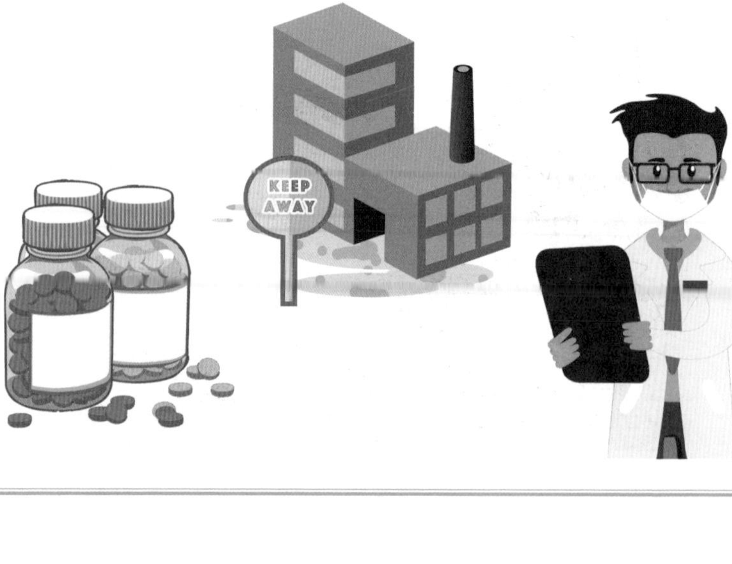

086 （二）突发污染与应急处理

公众如何判断饮用水水源突发污染事件的严重程度和紧急程度？

答：公众可通过污染事件级别和预警级别判断饮用水水源被污染的严重性、紧急性及风险。污染事件的级别主要分为特别重大（A级）、重大（B级）、较大（C级）、一般（D级）；预警级别由高到低分别与之对应，主要为红色（Ⅰ）、橙色（Ⅱ）、黄色（Ⅲ）、蓝色（Ⅳ）。

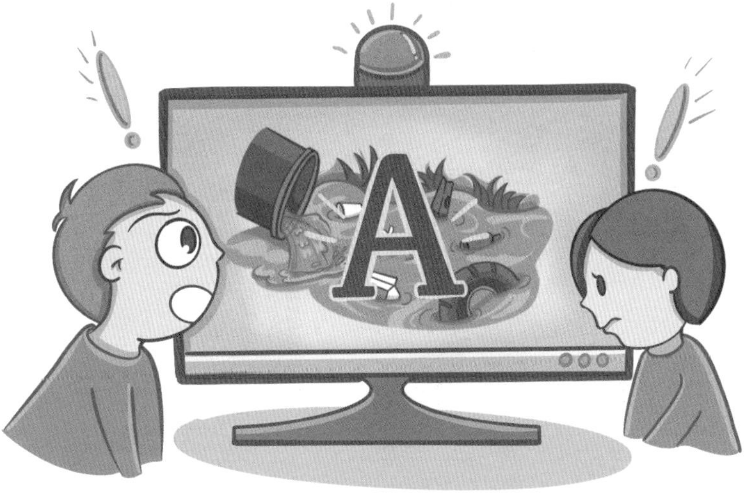

087 （二）突发污染与应急处理

饮用水水源地突发污染事故的预警应急体系包括哪些环节？

答：饮用水水源地突发污染事故的预警应急体系主要包括事前评估、事中处理、事后评价三大环节。“事前”主要是对“事故风险”开展评估，提高以风险识别、风险预测和风险预警为主的防范能力。“事中”主要是启动各项风险应急系统对事件进行处理。当预警信息发布后，应急决策人员应即时调出突发性水污染事故相应级别的应急预案，从而能够迅速采取有效的处理措施。“事后”主要是对危机事件进行评价，处理善后事宜等。[18]

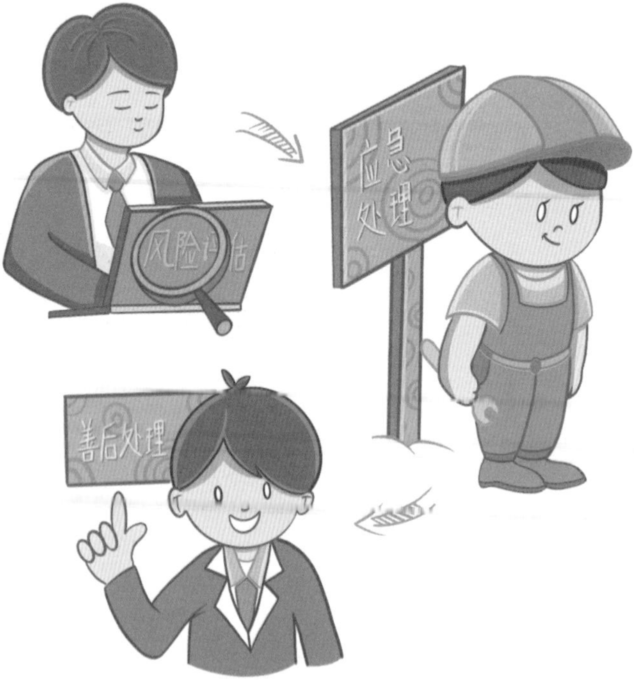

088 —（二）突发污染与应急处理

什么是饮用水水源突发污染事件的应急管理？

答： 饮用水水源突发污染事件的应急管理是为减少即将发生或已经发生的水污染带来的环境、经济等损失，降低健康损害风险并控制污染的影响范围，由地方政府、水行政主管部门、水厂、供水单位等组织机构及时应对突发污染事件而相互协调信息和人力、物力等社会资源，及时公开发布突发事件信息并对公众进行科学引导，采取的各种救援措施及有效行动的过程。应急管理属于政府的公共服务行为，其周期跨度长、范围广，包括突发事件的预警、处理及善后恢复等全部过程，同时包含对安全管理人员进行定期培训演练，并开展风险源地区的公众教育等。

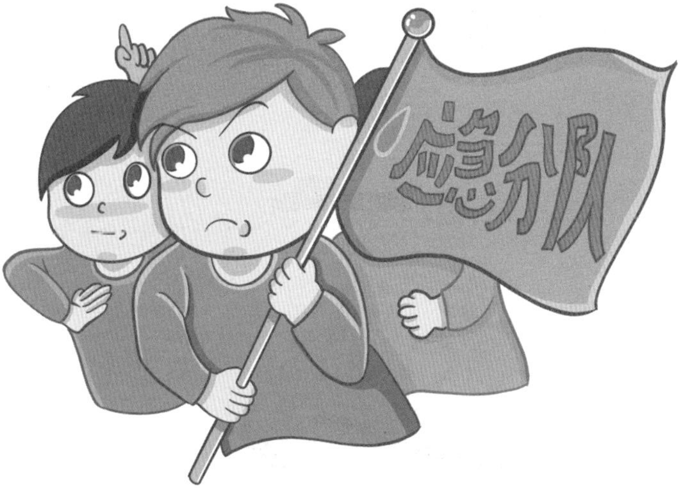

089 —（二）突发污染与应急处理

饮用水突发事件有哪些后期恢复保障措施?

答： 在饮用水突发事件处置完毕后，除了加强相关的运行管理和宣传教育外，还要重点做好资金、技术、人员、物资等相应储备保障措施。在物资保障方面，应配备应急采样检测器材、调查取证器材、医疗救治设备、个人防护设备等，同时，通知相关专业人员做好样品检测准备工作，并通过培训、交流等活动强化相关专业人员现场实际操作技能，以备新的饮用水突发事件发生时能够迅速响应、及时处理。

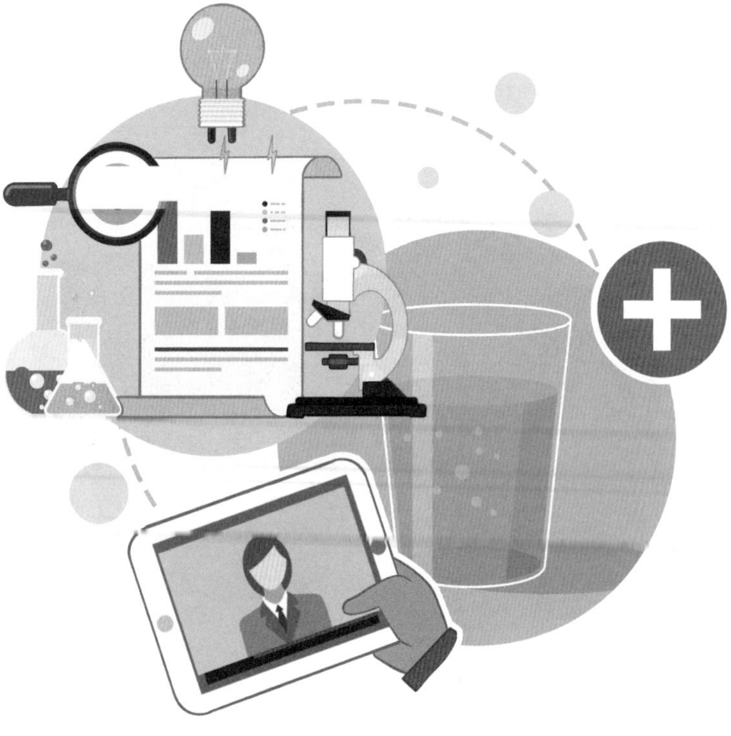

090 —（二）突发污染与应急处理

公众的积极参与对饮用水突发事件应急处理有哪些监督作用？

答：公众在应急管理中往往既是参与者，也是被关注的敏感人群。一方面，应急处理中涉及人力、财力、设备等多个方面。其中，人力方面除了专业技术队伍，社会志愿者以及社会大众都是蕴藏在社会中的重要资源。实践中发现，多次饮用水突发事件中都有社会志愿者的身影。另一方面，公众本身拥有一定的防灾、自救、互救的知识和能力，这些基础因素决定着公众应急配合程度和政府应急处理成效。如果公众产生恐慌心理，导致哄抢瓶装水等公共事件，可能不利于饮用水突发事件应急措施顺利实施；而公众充分信任政府处理能力并积极参与饮用水应急事件处理，能促进现场相关应急措施顺利落地。

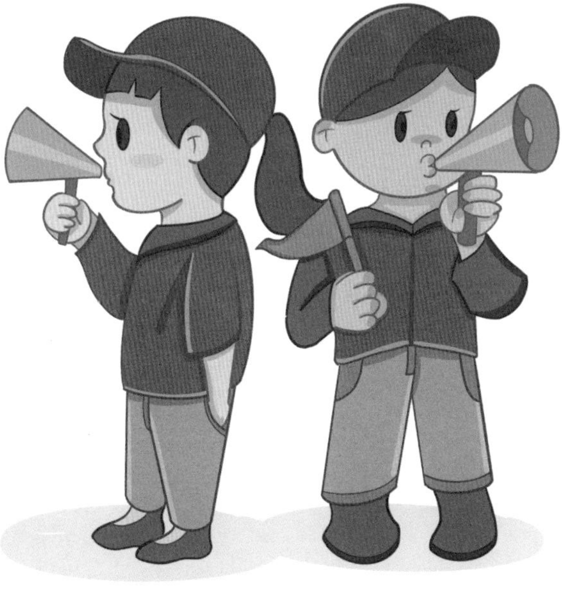

第六章

健康篇

饮 | 不 | 出 | 的 | 水 | 品 | 质

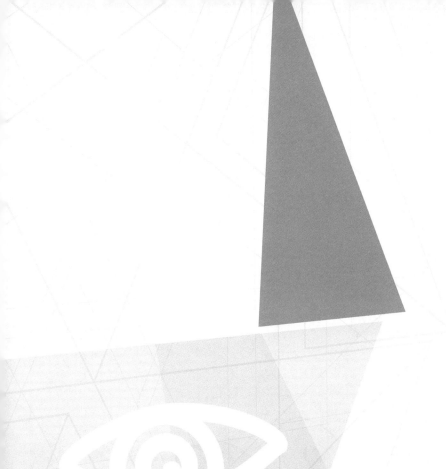

091

健康饮用水的标准是什么？

答：水是生命之源，是人体的重要组成部分，也是影响人体健康的重要因素。饮用水水质不仅要有良好的感官性状，也要符合饮用目的，而且在公共卫生方面也应为公众所接受[19]，即人们所说的安全饮用水。所谓健康饮用水，是在确保安全饮用的基础上，含有适量对人体有益矿物元素的饮用水，其能够维系人体各项生命活动、满足人体基本生理功能[20]。因此，健康饮用水不仅要做到安全，同时要对人体有益，能够改善或增强人体机能。

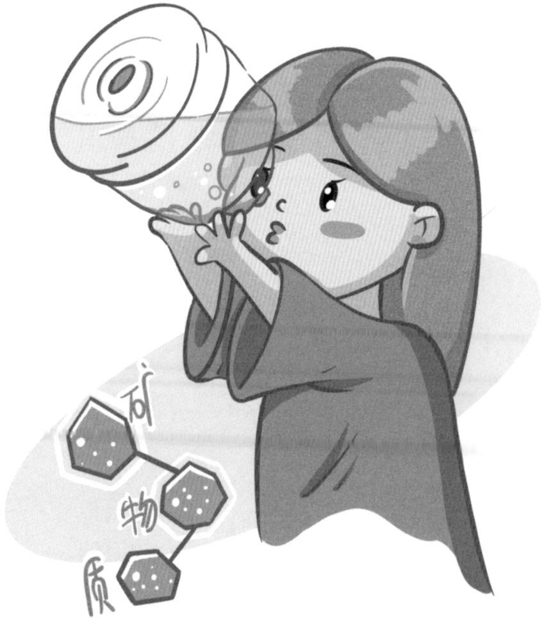

092 如何判断家中饮用水是否存在安全问题?

答: 家庭饮用水安全与人体健康密切相关，饮用存在安全隐患的水会引发多种疾病，因此饮水安全必须得到重视。下面介绍几种简单鉴别家庭饮用水水质的方法:

(1) 看，安全的饮用水通常是无色透明的。将饮用水倒入透明水杯中静置观察，若水中有明显悬浮物或沉淀，说明水中悬浮杂质超标；若出现颜色，说明水质已经受到污染。

(2) 闻，一般来说洁净的水是无味的。若饮用水出现异味，则表明有不安全的因素存在，如微生物大量繁殖，输送过程导致二次污染等。

(3) 尝，感受饮用水是否有异味。水入口后，如果尝到有较浓漂白粉气味，说明自来水中余氯可能超标；如果水的口感苦涩，说明水中硫酸根或氯离子浓度较高。

(4) 查，检查的方法是看家中的热水器等电器内壁是否结有水垢。如果水垢较多则说明家中饮用水的硬度过高，水中钙、镁离子浓度较大。

以上方法是人体的主观感受，仅能简单判断家中的饮用水是否优质，出现上述状况并不意味家庭饮用水一定有安全问题。如果长期存在上述情况，可以请专业人士对家庭自来水水质进行全面检测，以确定饮用水的安全性。

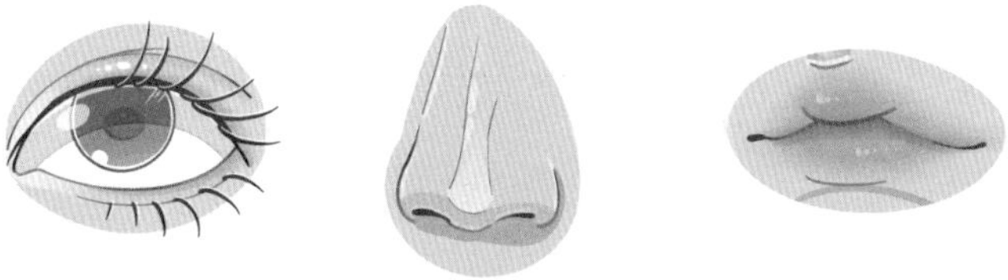

093

长时间离家未使用的自来水，打开龙头后能否直接使用？

答：自来水从水厂到用户家中，是通过配水管网完成的。配水管网的管线可分成三种：干管、分配管以及接户管[21]。干管主要职责是向不同的用水城区配水；通过连接分配管，将水输送到具体的小区总管道[22]；接户管则是通过管道连接，将水进一步输送给具体用水户。受其功能影响，干管及分配管中的水是一直流动的，即使个别住户长时间不使用自来水，管中水流的水质也不会受其影响。对于接户管，若住户长时间离家，其中的水会滞留，使得自来水水质会受到一定影响。管材质量不好的情况下，自来水滞留时间越长，管壁越容易生锈，微生物、细菌会大量繁殖，从而向自来水中引入较多杂质。

研究发现，水龙头长时间未放水时，自来水的卫生状况令人担忧，不适宜立即饮用及洗漱。此时需要打开水龙头放水一段时间，将不干净的水排放掉，随后依据“看饮用水颜色，闻饮用水气味”等原则，确定自来水安全可用后，再进行使用。

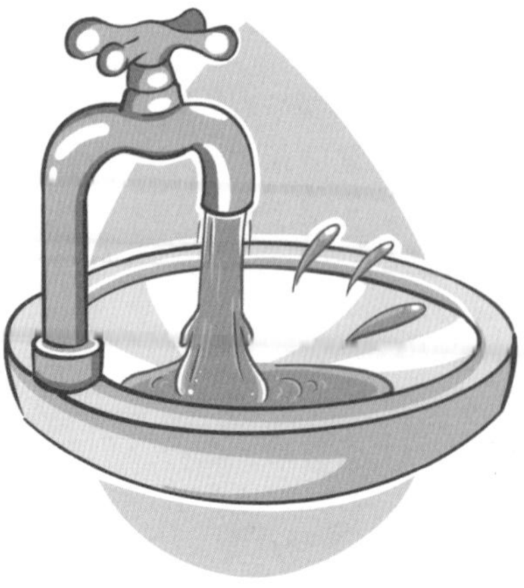

094

自来水为什么偶尔会出现发黄的现象？

答：通常情况下，自来水厂出水水质是必须满足《生活饮用水卫生标准》（GB 5749）要求的，不会存在发黄现象。水厂出水经输配水管网输送到用户家中，在平时水流平稳的状况下，管道内的铁锈不会脱离。但在个别输配水管网中会存在以下情况：(1）输水管网长期使用后，由于腐蚀作用造成管道内锈蚀，产生附着物[23]；(2）用户的室内供水管道因使用时间过长，产生锈蚀、结垢；(3）在管径较大的主管道内可能有一部分泥沙等沉积杂质。当停水后再次来水或管道中出现较大压力变化时，管道中的锈蚀等沉积杂质会被裹挟到水中，使出水颜色发黄。遇到这种情况，我们只需要打开水龙头，让自来水管道内的管锈随着自来水放出，待出水颜色恢复正常后，便可放心使用。该现象多与老旧管道有关，经过城市供水管道改造，今后这种情况会越来越少。

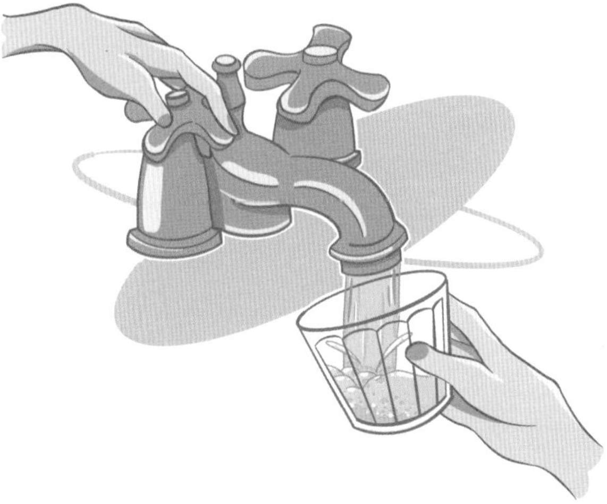

095 “千滚水”与“隔夜水”是否适合饮用？

答：千滚水，即反复煮沸的水。传言喝这样的水会致癌，究其依据，主要是说其中所含的“亚硝酸盐”物质。通常情况下，自来水中亚硝酸盐含量极少，并不会对人体健康构成威胁。而自来水在反复烧开的过程中，由于高温缺氧，往往会造成水中一部分硝酸盐转化为亚硝酸盐的情况[24]。实际上，经试验测定，自来水中的亚硝酸盐含量是0.007mg/L，烧开1次之后含量为0.021mg/L，烧开20次之后的含量为0.038mg/L[25-26]，这说明自来水在反复烧开的过程中，会形成极低含量的亚硝酸盐。在《生活饮用水卫生标准》（GB 5749）中，亚硝酸盐含量的参考限值为≤1mg/L，换一种方式讲，从理论上来说，需要把水烧开200次才能达到该限值。之所以得出反复煮沸的自来水不会对人体健康产生危害的结论，是因其中的亚硝酸盐含量还是远远低于国家标准限值的。

隔夜水，即搁置了一夜的水。许多人认为凉白开长时间放置在空气中，就会产生很多细菌。实际上，水烧开之后，基本上能把99.9%的细菌消灭掉，并且在卫生条件好的环境中，由于没有可供细菌生长的基质，它的生长过程是十分缓慢的。即使是“隔夜”的凉白开，细菌也不会大量滋生。但如果是喝过的凉白开，口腔中的细菌会进入剩余水中，经过一夜的搁置，细菌滋生的风险会大大提高。因此，喝过的水就不要再隔夜饮用了。

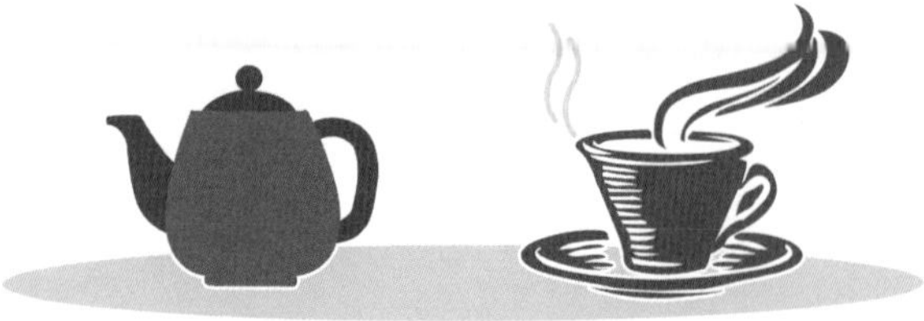

096 水的味道苦涩且水垢多，对人体有危害吗？

答：水的味道苦涩且水垢多，是由于水中阴、阳离子总量较高，即水中溶解性总固体含量较大引起的。若水中硫酸根离子和氯离子大量存在，会使饮用水喝起来有苦涩感，味道不够甘甜。此外，若水中含有较高含量的钙、镁离子，加热时会产生难溶于水的沉淀碳酸钙、碳酸镁等。其经过在水壶内长时间的附着就会形成水垢。实际上，碳酸盐类是水垢主要的成分，当人们饮用水时，水垢进入人体内被分解，其余不能被分解的部分经过代谢排出体外[27]。人们饮用含有一定量钙、镁元素的水时，可以适当补充人体所需，对身体健康有利[28]。有传言称，常喝有水垢的水会得结石病，实际上这种说法并没有足够的科学依据，因为结石类疾病的发病机理与环境、代谢、感染、饮食习惯等多种因素有关。根据我国《生活饮用水卫生标准》（GB 5749）的要求，饮用水中的溶解性总固体含量不得超出1000mg/L，总硬度（以$CaCO_3$计）不得超出450mg/L，氯化物及硫酸盐浓度均须低于250mg/L。目前我国水厂的出水水质均达到该标准，可以放心饮用，不会存在健康风险。

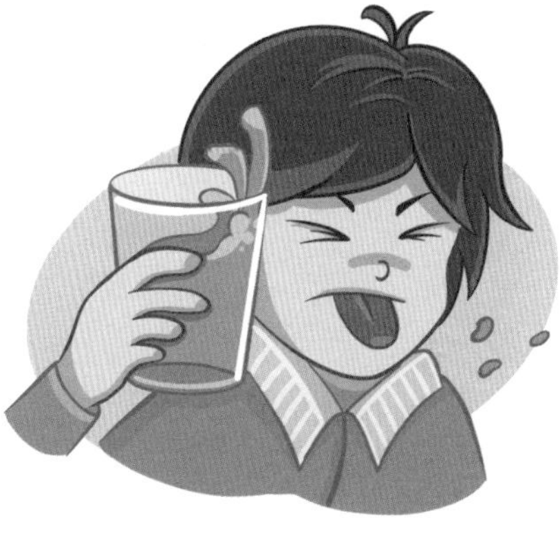

097

“水土不服”是由饮用水引起的吗？

答：“水土不服”是初到异乡的人常遇到的情况，具体表现为食欲减退、恶心、腹泻、失眠、乏力等症状[29]。实际上，“水土不服”与当地水质并没有直接关系，而是与人体内的菌群密切相关。科学研究表明，人体消化道中的肠道菌群种类繁多、数量惊人，它们的重要作用是可以维系人体正常消化吸收的功能[30]。肠道菌群由多种微生物按一定比例组成，这些微生物种群的结构分布是在人体长期生活环境和习惯中逐渐形成的，因人而异。当人进入一个新的环境后，饮食、气候发生改变，若身体机能较为敏感，便会影响原有的肠道菌群，使肠道微生态失调，导致“水土不服”症状的出现。

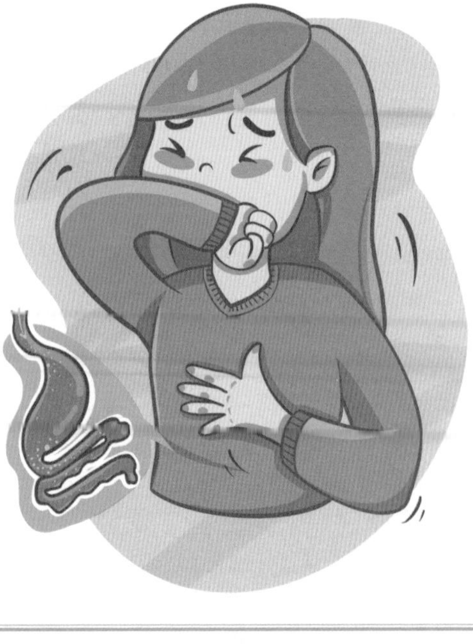

098

自来水、纯净水、矿泉水的区别是什么？

答：自来水，是指通过处理水厂净化、消毒后生产出来的符合相应标准。供人们饮用、生活使用的水。其水源为河流、湖泊、水库等地表水和地下水，经常规工艺包括混凝、沉淀、过滤、消毒等处理后，便可达到饮用水标准[31]。其中，含有钙、镁、氯化物等物质，饮用前要烧开，目的是杀灭其中的细菌，消除致病隐患[31]。

纯净水，指无菌且几乎不含无机离子、杂质的水，其以生活饮用水为原水，通过蒸馏法、离子交换法、反渗透法等适当的加工方法制得，不含任何添加物，可直接饮用[32]。

天然矿泉水指存在于地下深处可以自然涌出的或经人工钻井采集的，含有一定量矿物质、微量元素或其他成分，在一定区域未受污染并采取预防措施避免污染的水。它是地下水在通过含有不同组分的岩层时，经过一系列物化过程，如天然吸附、离子交换、溶滤等，使微量元素和矿物质溶入地下水而形成的［《食品安全国家标准 饮用天然矿泉水》(GB 8537—2018)］。矿泉水常有特定的水源产地，一般为各地区水质较好的水[31]。通常情况下，水中对人体健康有益的化学组分共有8种，分别是锂、锶、锌、碘、硒、偏硅酸、游离二氧化碳、溶解性总固体等。而人可饮用的天然矿泉水要满足的首要要求是，这8项中必须至少有一项达到所规定的限值要求[33]。由于矿泉水钙、镁离子含量较多，煮沸容易产生水垢。因此，矿泉水的最佳饮用方式为常温下直接饮用。

099

纯净水适合婴幼儿饮用吗?

答: 通常来讲，纯净水中几乎没有任何矿物质，并不适合作为婴幼儿饮用水。正常情况下，煮沸的自来水可以满足大部分健康婴儿的日常饮水需求。不同年龄段人群对饮用水水质的要求存在一定差异。高风险人群（孕妇、婴幼儿和老年人）对水中污染物的毒性作用更为敏感。2003 年，世界卫生组织（WHO）在公开发表的《饮用水中的营养矿物质对婴幼儿营养的影响》一文中，指出婴幼儿适合的饮用水中钠含量不超过 20mg/L。与此同时，法国食品卫生安全署、英国卫生局等不同国家的多家机构也均对婴幼儿饮用水中的矿物质含量提出了要求，可供读者分别参考[34]，见表 6.1。

表 6.1　婴幼儿饮用水矿物元素含量标准

矿物元素（mg/L）	建议婴幼儿饮用水要求（mg/L）
溶解性总固体	≤ 100　（保加利亚儿科专家）
钠	≤ 20　（德国儿科学会、保加利亚儿科专家）
钙	≤ 100　（法国食品卫生安全署）
镁	≤ 40　（瑞士儿科学会）
氟	≤ 0.5　（法国食品卫生安全署）
硫酸盐	≤ 140　（法国食品卫生安全署）
氯化物	≤ 50　（奥地利联邦法律公报）

根据上述建议，饮用水中应含有适量的矿物质才能满足婴幼儿日常生理需求[28]。

100 如何区分矿泉水的好坏？

答：矿泉水的特征通常是矿物质浓度适中，低盐分，含有一种或几种特征性微量元素，如锂、锶、硒、偏硅酸等[35]。日常生活中，可通过以下“五看”原则来简单判断矿泉水是否优质。

（1）看外观：瓶装矿泉水不含有任何杂质，在阳光下应为无色透明。矿泉水瓶应全新无磨损，检验方法是将瓶口向下或略挤压不漏水。

（2）看成分：矿泉水中富含多种矿物质微量元素，其中偏硅酸、锌、碘、硒等元素是衡量矿泉水质量的重要标准，优质的矿泉水不仅可以有效补充人体水分，还能及时为人体补充矿物质，增强人体免疫力。

（3）看口感：矿泉水应没有任何异味，有的略甘甜，并具本类型矿泉水的特殊口感。

（4）看水源：通常情况下，优质矿泉水品牌都会在瓶身标注其水源地。

（5）看标识：矿泉水必须标明品名、产地、厂名、注册商标、生产日期等。此外，瓶身应标有 SC 标志，该标志是对检验合格的矿泉水加贴的市场准入标志，代表着企业的生产流程、生产设备和生产环境经过检验，符合质量安全的基本要求。

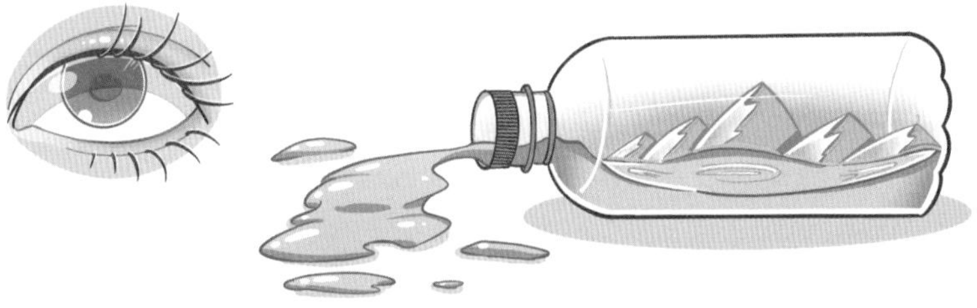

101

桶装水 / 瓶装水是怎样生产的？塑料包装瓶对水质有没有影响？

答：随着人们健康意识的不断增强，大众对饮用水质量的要求也逐渐提高[36]，桶装水 / 瓶装水逐渐成为人们生活中经常饮用的水，其具体生产过程如下：

（1）瓶（桶）装矿泉水的生产工艺

水源水→粗滤→精滤→杀菌→灌装封盖→灯检→成品瓶（桶）及其盖的清洗消毒。

（2）瓶（桶）装纯净水的生产工艺

水源水→粗滤→精滤→去离子净化（离子交换、反渗透、蒸馏）→杀菌→灌装封盖→灯检→成品瓶（桶）及其盖的清洗消毒[37]。

水瓶或水桶的底部会有一个带箭头的三角圈住的数字，这些数字分别代表了瓶子所用材料及其安全性。通常，市面上绝大多数瓶装水、碳酸饮料和功能饮料瓶都使用“1”，即 PET（聚对苯二甲酸乙二醇酯）这一材料。该材料无嗅无毒，安全卫生，可直接用于食品包装[38]。最高可耐热至 120℃，当其装高温液体或加热发生形变时，就会有对人体有毒有害的化学物质融出，所以这种材料不建议高温条件下使用。除此外，常见的瓶装材料还包括以下几种：

“2”代表 HDPE（高密度聚乙烯）[39]：可用于白色药瓶、清洁用品、沐浴产品、食用油等的容器。此类材料耐高温，但缺点是不易清洗，不建议循环使用。

“4”代表 LDPE（低密度聚乙烯）[39]：此类材料常用于制作保鲜膜、塑料膜等，不建议在高温下使用，因为高温时会产生许多有毒有害物质，这些物质进入人体后，会增加乳腺癌、新生儿先天缺陷等多种疾病的患病风险。

“5”代表 PP（聚丙烯）[39]：与其他材料显著区别的特点是可以放进微波炉使用，并且认真清洁后仍可重复使用。

“6”代表 PS（聚苯乙烯）[39]：由于吸水性低，多用于制造碗装泡面盒、发泡快餐盒等一次性餐具。这种材料在温度过高时会释放出有毒有害化学物质，不建议盛放温度较高的食物。

“7”代表 PC（聚碳酸酯）及其他类[39]：是大量使用的一种材料，食品级 PC 可以与食物直接接触，多用于制造运动水杯、太空杯等。

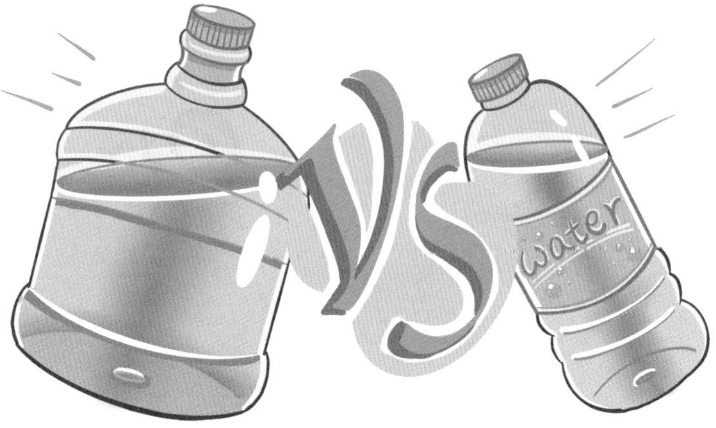

102

烈日暴晒使汽车内处于高温状态，这对汽车内的瓶装水是否会有不良影响？

答：通常而言，绝大部分瓶装水塑料瓶采用 PET（聚对苯二甲酸乙二醇酯）塑料生产而成。PET 的耐热性相对较差，温度达到 120℃时易变形，长期存放于高温环境中会分解并释放部分化学物质，进而影响人体健康。

汽车在长时间暴晒时，车内温度能够高达 60℃，但中国检验检疫科学研究院综合检测中心发现，无论是晒前还是晒后，瓶装水的菌落总数均在合格范围内，这是因为在塑料瓶密封条件下，水中的微生物很难繁殖。北京理化分析中心通过试验证实，暴晒后的瓶装水中不会产生对苯二甲酸酯类有害物质。由此可见，汽车高温暴晒下，车内温度达不到 PET 塑料瓶的最高耐热温度，此时的瓶装水不会产生有毒有害物质，可以放心饮用。值得注意的是，在选择瓶装水时一定要选择正规品牌，确保自身的饮水安全。

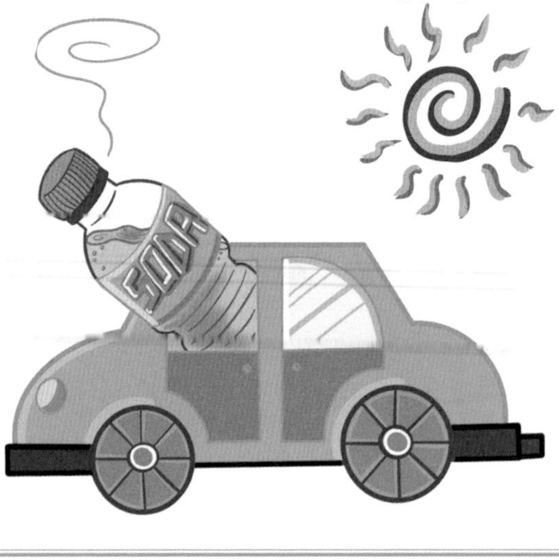

103

宣称有养生保健功能的水，如“水素水”“富氢水”等，是否有其科学依据？

答：“水素水”“富氢水”，即“添加了氢元素的饮用水”。根据其宣传内容，这种水中含有的氢可以与人体内多余的氧气结合，以防止其生成氧的自由基[40]。从生物医学角度来看，人在呼吸过程中吸入的氧气有 98 % 会发生呼吸作用，另外 2% 则会产生氧的自由基，这些自由基极易夺取其他物质的电子发生氧化反应，使机体衰老[41]。因此，“水素水”“富氢水”广告宣称饮用这类水可以延缓人体衰老。目前，市售“富氢水”产品主要包括：(1) 电解式富氢水机、水杯，通过电解水使水中产生氢气。(2) 滤芯式富氢水机，通过在滤芯中添加镁粒子、电气石等，使水通过滤芯后，产生氢气随水一起流出。(3) 制氢棒，在密闭容器中通过镁离子和水反应产生氢气。(4) 成品包装富氢水，通过特殊工艺把高浓度的氢气溶解到水中。

科学研究表明，常喝富含氢元素的水，会对人体起到一定的保健作用，但前提必须是“真正”的富氢水。由于氢气难溶于水，20℃时氧气溶解度为 6.78mL/L，氢气的溶解度只有 0.001mL/L，在医学领域，制备富氢水的条件十分严苛，需将高压强的氢气不断通入饮用水中持续 2 小时以上，才可制备出饱和水平的富氢水[42-43]。而在日常生活中，仅凭普通材料、工艺所生产的含氢水，很难达到“富氢”的水平；此外，成品富氢水在运输过程中还可能会存在氢逸出现象。因此，购买市售的富氢水产品时，还需要多考量、多对比。

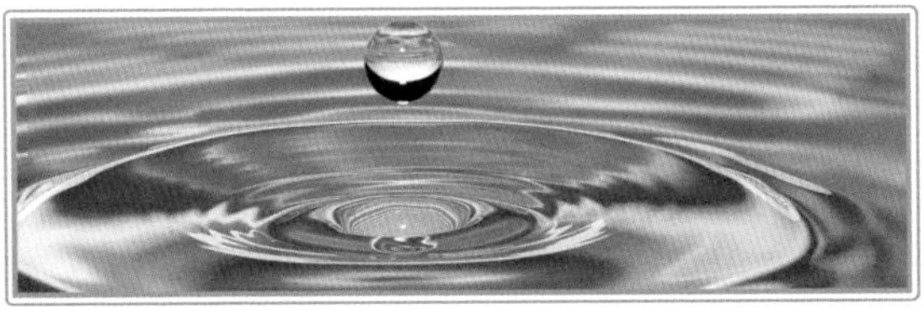

104

经常饮用弱碱性水是否有益于身体健康？

答：水的酸碱性是由水中所含的氢离子和氢氧根数量决定的，如果含有的氢离子浓度过高，水就呈现酸性（pH＜7）；若所含氢氧根浓度较高，水就呈碱性（pH＞7）。《生活饮用水卫生标准》（GB 5749）中规定，安全饮用水的 pH 为 6.8~8.5。通常而言，人体并不需要专门食用酸性或者碱性的食物、水来调节体内的 pH，因为人体有非常强大的酸碱调节系统，在代谢过程中，人体这种强大的调节能力会使体内酸碱平衡不易受食物或饮水的影响，总会将自身的 pH 维持在正常范围内。到目前为止，没有任何的科学依据表明人体健康与饮用弱碱性水紧密相关。

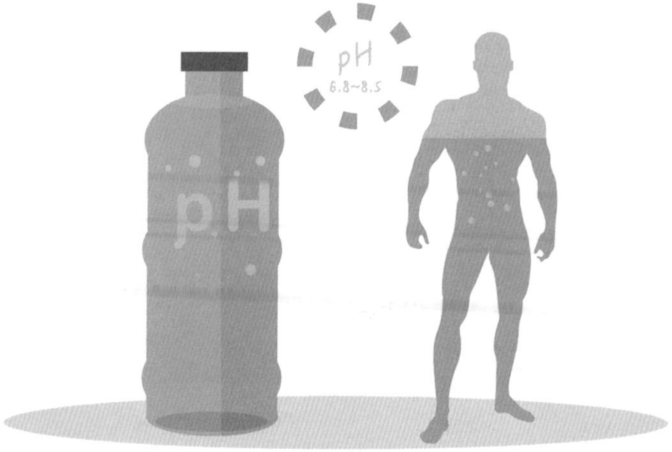

105

自来水中的余氯会对人体健康产生影响吗?

答:饮用水中加氯是为了杀灭水中的细菌和病原微生物。余氯,是指自来水厂氯消毒作用完全后水中剩余的氯,能抑制输水过程中微生物的滋生,它是检验消毒效果、说明消毒是否充分的一个客观指标[44]。水中的余氯在光照和加热等条件下,会进一步发生反应,生成盐酸、氯酸和少量的其他含氯化合物。当水中余氯浓度比较低时,对人类和动物基本没有危害,只有大量摄入时,水中余氯及其副产物才会产生一定的毒性。世界卫生组织(WHO)制定的安全标准为水中氯含量不超过 5mg/L,而我国自来水输水管网起始段的余氯含量在 0.5mg/L 左右,输水管网末端余氯量约为 0.05mg/L,远远低于 WHO 规定的标准。此外,人体摄入的微量余氯在饮入口中时,会与唾液和胃液反应而被消耗[45]。因此,自来水中的余氯仅可能会略微影响饮用水的口感,并不会对人体有明显的健康损害。

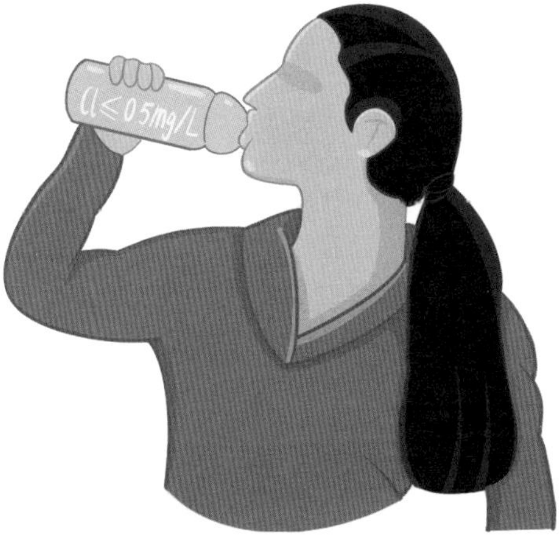

106

自来水在管网中输送，其水质是否会受到影响？

答：目前，我国给水厂的出水水质完全符合国家《生活饮用水卫生标准》（GB 5749），但经过给水管道输送和二次供水设备，水质可能会受到一定影响。正常情况下，管网是不会影响输水水质的，但是随着管网使用时间的延长，可能会出现管道腐蚀及老化现象，进而引起以下几方面问题：

（1）部分老旧金属供水管道的内衬质量不好，管道在使用一定时间后，因锈蚀严重，易使自来水发黄；

（2）部分管道内水的流速缓慢，水在管内停留时间过长，从而导致自来水中的余氯在输水过程中有所消耗[46]，抑制微生物繁殖的能力减弱，从而导致水质变差；

（3）老旧管道腐蚀现象严重，内管壁锈蚀物中的有毒有害物质溶入水中，使水体浑浊，水质下降[47]；

（4）管道安装过程中施工质量差或阀门操作不当会引起水质浊度上升[48]。

近年来，我国城市供水管网改造进一步加快，年久失修的管网正在逐步被替换，因此部分管网对输水水质的影响正在逐步解决。

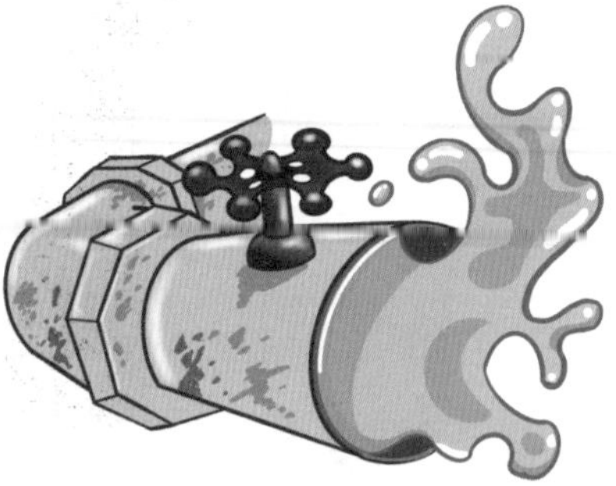

107

我国实现自来水直饮还有哪些障碍?

答：直饮水工程在我国已有 20 多年的发展历程，但由于市场发展较慢，生产工艺水平、行业标准、管理技术等与国际标准相比还不成熟，导致自来水直饮仍存在各种问题 [49]。首先，我国当前的供水管道并未进行分质供水，自来水管道年久锈蚀严重，这对管道输送的直饮水会造成严重的二次污染，无法保障饮用水安全。其次，在直饮水生产工艺方面，如果系统没有良好的运行维护和定期的水质监测，便很难达到直饮水标准要求，易存在污染物、微生物超标的风险 [50]。由此可见，管道直饮水工程不仅仅是制水技术层面的改进，更是对生产流程、监管技术的考验，需要实时对饮用水质量进行全程监管。因此，我国全面实现自来水直饮还需要较长的时间 [49]。

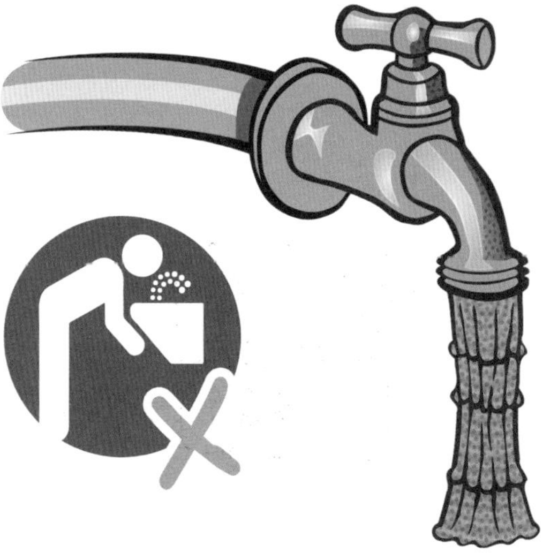

108

家庭中是否有必要购买家用净水器？

答：家用净水器也称净水机、水质净化器，可对家中自来水进行深度净化处理，进一步提高饮用水的安全性。目前，我国给水厂的出水水质完全符合国家《生活饮用水卫生标准》（GB 5749）的要求，普通的自来水如果烧开再饮用，对身体健康不会有影响。但由于不同地区的水质是不一样的，且每个人对饮用水的需求不同，例如，口感、矿物质含量等，因此要着重了解自家的水质状况，再根据家庭实际需要选择是否购买净水器。简单的判别方法如下：如果肉眼可见水中有悬浮物或者沉淀物，说明水中颗粒态杂质超标；如果自来水能闻到漂白粉的味道，说明水中余氯浓度稍高；如果烧开水时产生水垢较多，说明水的硬度较大；如果饮用水的口感苦涩，说明水中硫酸根、氯离子含量较高。若家中自来水频繁出现上述不良状况，可考虑安装净水器，提升饮用水的安全性。除此外，老旧小区的输水管道、蓄水池可能会存在卫生条件不达标的情况，这样的饮用水到达用户家中可能会存在一定的安全、健康隐患，可根据实际情况决定是否有必要购买家用净水器。

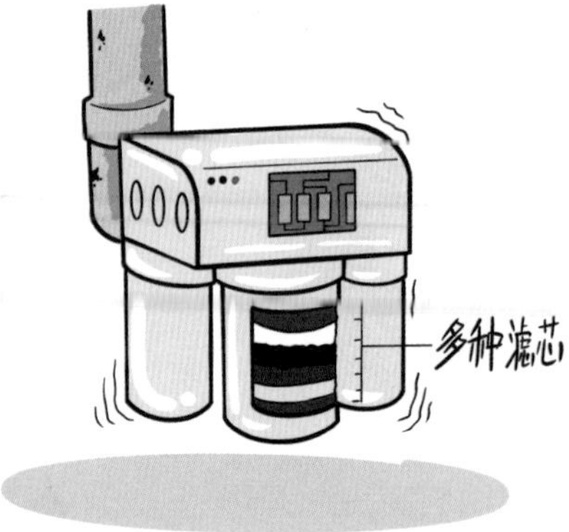

109

家用净水器应如何挑选？

答：随着人们生活质量的日益提高，饮用水的安全问题受到越来越多的关注。人们改善生活饮用水质量的需求在一定程度上为家用净水器的普及提供了良好的外部条件。但市场上家用净水器五花八门，净化能力不尽相同，选择合适的净水器，需要先明白其工艺原理[51]：

（1）PP 棉滤芯净水器：PP 棉，俗称中空棉，是人造的聚丙烯化学纤维[52]。其主要作用是粗滤，即初级过滤，可去除铁锈、泥沙等肉眼可见的杂质。若家中水龙头出水悬浮物或沉淀物较多，可选择此类净水器。

（2）活性炭滤芯净水器：以压缩型高吸附值的煤质活性炭和椰壳活性炭作为滤料，能有效吸附水中的有机物、余氯等化学物质，常作为二级过滤材料。若家庭饮用水有较重的漂白粉气味，活性炭滤芯净水器便可有效解决此问题。

（3）膜滤芯净水器：其滤芯为合成的有机高分子膜材料，可进行更深层次的过滤处理。膜过滤根据膜材料的孔径可分为微滤（0.05~5μm）、超滤（5~100nm）、纳滤（1~10nm）和反渗透（<2nm）。常见的超滤膜净水器能够有效滤除水中铁锈、悬浮物、泥沙、大分子有机物、细菌等杂质；纳滤的过滤精度较超滤更高，能够更高效去除上述杂质的同时有效过滤重金属，而且能够适当保留水中携带正电荷的钙、镁、钠等离子；反渗透滤芯几乎可过滤去除水中所有杂质、离子，净化后的水为纯净水[53]。

目前，市售净水器多为上述三类滤芯净水器的组合，即复合型净水器。其能够根据用户的出水需求进行不同组件的搭配，有效降低水的色度、浊度，去除有机物、余氯，截留微生物等，进一步提升饮用水的安全性。

除常规的复合型净水器外，市售还有其他内置某些“特殊功能”组件的净水器，通常价格更加昂贵，常见的如富氢净水器、矿化/磁化净水器等。需要明确的是，净水器本质是净水，并不具有保健功能，因此在选择此类净水器时，要保持理性，避免盲从。

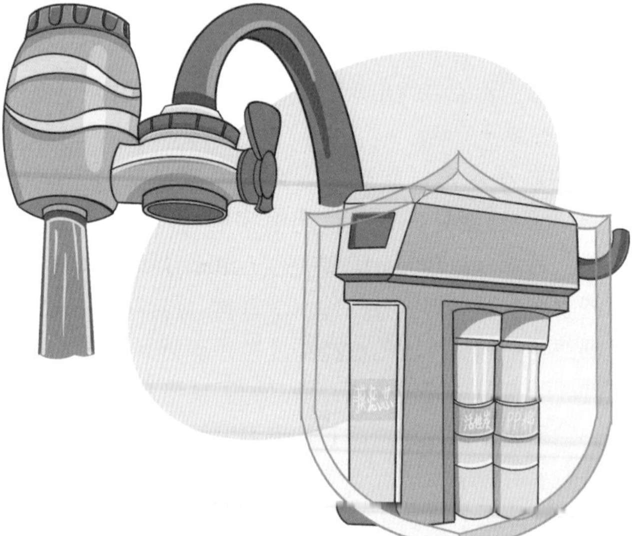

110

家用净水龙头能有效提升水质吗？

答：家用净水龙头是直接安装在家庭水龙头上，主体为一个小型的过滤装置的微型净水设备。普通的家用净水龙头大多采用多孔无机微滤技术，其滤料由活性炭、除氯材料、电气石等物质组分制成，一般只作为初级过滤使用，能截留水中的颗粒态物质及部分余氯，对自来水具有一定的净化能力，适用于水质较好地区，但其作用有限，出水还需烧开后再饮用。

除普通的家用净水龙头外，市售还有一些高品质的龙头净水器，如超滤膜龙头净水器，由多级前置过滤和超滤膜组成，它的优势是过滤精度大，截留范围广，如能截留绝大部分细菌和有害物质，同时保留对人体有益的矿物质微量元素。这类净水龙头与相同过滤精度的家用净水器有类似的功能，价格也较昂贵，能够有效提升自来水出水水质。读者可根据家庭实际需求，考虑是否购买。

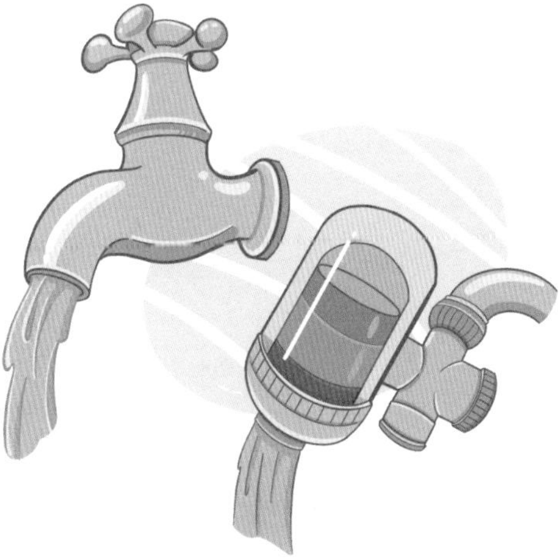

第七章

水质安全保障措施篇

饮 | 不 | 出 | 的 | 水 | 品 | 质

111

我国主要有哪些法律法规和标准来保障水质安全？

答：我国现行有关饮用水安全的主要相关法律法规和标准列于表7.1[54-55]。

表 7.1　我国现行有关饮用水安全的主要相关法律法规和标准

类别	名称	相关条款	主要内容或制度	颁布机构
法律	《中华人民共和国环境保护法》	第二十九、三十二条	重要的水源涵养区域予以保护；建立和完善调查、监测、评估和修复制度	全国人大常委会
	《中华人民共和国水污染防治法》	第五章	国家建立饮用水水源保护区制度，规定保护区内禁止事项，加强水质检测工作	全国人大常委会
	《中华人民共和国水法》	全文	水资源规划、开发利用、水源保护、水资源配置、水事纠纷处理及监督检查方面的规定	全国人大常委会
	《中华人民共和国传染病防治法》	第十四条、第二十九、第五十三条	明确政府改善饮用水卫生条件的责任、饮用水应当符合的卫生标准及规范、有关供水或涉水单位的监督检查	全国人大常委会
	《中华人民共和国城乡规划法》	第十七条、第十八条、第三十五条	水源地和水系、供水排水用地规划；对管道设施、河道、水库、水源地、自然保护区等用地禁止改变用途	全国人大常委会
法规	《水污染防治行动计划》	第一、三、六、七、八章	加强水环境管理，控制污染物排放，防范环境风险，核发排污许可证，保障水生态环境安全	国务院
	《城市供水条例》	全文	供水水源、供水工程建设管理、设施维护等方面的规定	国务院

续表

类别	名称	相关条款	主要内容或制度	颁布机构
标准	《生活饮用水卫生标准》（GB 5749—2006）	全文	规定饮用水中各种有害因素不影响人群健康和生活质量的限值，以及集中式供水单位生产的各个环节的行为规范	卫生部
	《地表水环境质量标准》（GB 3838—2002）	全文	规定了水环境质量应控制的项目及限值，以及水质评价、水质项目的分析方法和标准的实施与监督	国家环境保护总局
	《地下水质量标准》（GB/T 14848—2017）	全文	规定了地下水质量分类、指标及限值，地下水质量调查与监测，地下水质量评价方法等	国土资源部和水利部
	《室外给水设计标准》（GB 50013—2018）	全文	规定了给水系统、设计水量、取水、泵房、输配水、水厂总体设计、水处理、净水厂排泥水处理、应急供水、检测与控制等设计标准	住房城乡建设部
	《建筑给水排水设计标准》（GB 50015—2019）	第三章、第四章	规定了建筑给水、生活排水等相关设计标准	住房城乡建设部
	《城市供水水质标准》（CJ/T 206—2005）	全文	规定了水质要求、水质检测项目及其限值	住房城乡建设部

112

发达国家在保障水质安全方面有哪些经验做法？

答：发达国家在水源保护、水质监测、水质标准等方面已具备丰富经验（表 7.2）。

表 7.2　发达国家在水源保护、水质监测、水质标准等方面的经验

国家	主要法律法规	经验措施与做法
德国[56]	《水法》 《地下水水源保护区条例》 《湖水水源保护区条例》 《水库水水源保护区条例》	《水法》规定在采水点周围 10m 范围内为一级保护带，禁止任何有污染的物质渗入地面，否则将被罚以巨款。 自来水公司应每年提供水质报告，对于人口密集的大城市，必须一小时进行一次水质监测
英国[57-58]	《水法》 《水工业法》 《水资源法》 《水政策白皮书——生命之水》	英国是世界上最早进行现代城市水务立法的国家之一，有关水务治理的法律法规至今已有千余部。 为保障水质安全，英国要求水厂必须保证消毒措施在任何时间都是有效的，进入供水管网的出厂水不能含有害微生物，并定期对出厂水中指示生物进行测试。供水机构对其供水管网有维护和管理的责任，若用户反馈龙头水表观上不清澈、不透明，必须采取有效解决措施；此外，需每周对水库和水塔进行采样，检测大肠杆菌和类大肠杆菌菌群等指标，对不合格水样必须调查原因并及时采取修复措施
欧盟[56]	《饮用水源地地表水指令》（75/440/EEC） 《欧盟水框架指令》（WFD）	《饮用水源地地表水指令》规范了水源水的水质标准与管理要求，并规定成员国应对其本国水体和流经其国土的水体依据指令要求统一对待。 《欧盟水框架指令》强调“共同 - 决策”和“及时修正”的思想
美国[56]	《清洁水法》 《安全饮用水法》	美国环境保护署制定美国地表水水质标准、原则，各州基于《清洁水法》制定各州的水质标准。 美国饮用水标准由美国环境保护署制定，各州无制定权限。 为了对饮用水从源头到用户终端进行全过程管理，美国《安全饮用水法》的第二次修订案制定了污染物识别与筛选策略，建立了动态更新的优先污染物甄选制度

续表

国家	主要法律法规	经验措施与做法
日本[59]	《河川法》 《公害对策基本法》 《水质污染防治法》 《水道水源水域的水质保全特别措施法》 《促进水道原水水质保全事业实施的法律》	日本的生活饮用水水质标准中，除了设定了常规水质指标，还设有 13 项“快适项目”以保证水的可饮用性，以及 35 项监视性项目用于掌握新化学物质污染状况，同时在总硬度、总溶解性固体以及农药等指标上的要求更为严格。 日本的管道标准用材从 1999 年就开始采用不锈钢波纹管。至今，不锈钢供水管普及率近 100%
新加坡[60]	《水源污染管理及排水法》 《制造业排放污水条例》	新加坡建立了严格的执法机制和程序以及有效的监管体系，实行了严格的污染控制措施，例如，在蓄水池周围修建绿化带，雨污实行完全分流，住宅区的排水沟渠均加盖等；控制河流的源头污染，严格管理沿岸河道污染物排放，定期对河道进行生态治理和维护，在消落区建立生态走廊等

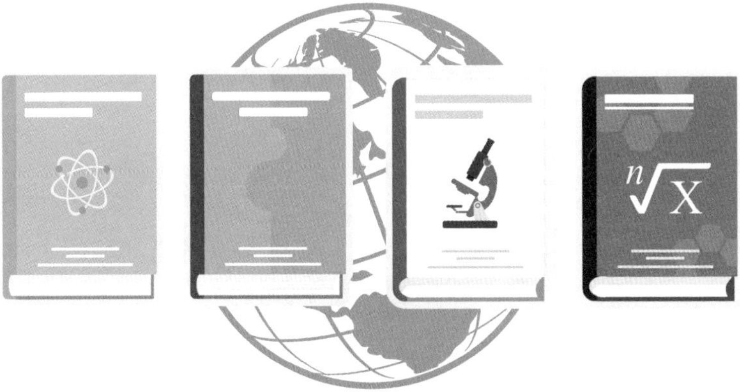

113

饮用水水源的水质特点有哪些？

答：饮用水水源可以分为河流型、湖泊/水库型和地下水型三种[61-62]。

河流型水源水受自然因素影响较大，水质和水量会随地理位置与季节变化而发生改变。河流型水源水中杂质较多，浊度高于地下水，但含盐量、总硬度以及铁、锰的含量一般较低。河流型水源水容易受到农业废水、工业废水、生活污水及其他人为活动的污染，因而水的色、嗅、味变化较大。一般情况下，河流上游水质较好，下游水质较差。

湖泊/水库型水源水量充足，水质通常比河流型水源更稳定。湖库型水源的流动性小，经过长期的自然沉淀，浊度相比河流型水源水低；但蒸发量大，因而含盐量高于河流型水源水。湖泊/水库型水源水中营养成分高，浮游生物和藻类较多，水质除了受污水排放因素影响外，还可能受富营养化的藻类影响。

地下水型水源不易受外界污染，水质通常较好，水温较为稳定。地下水在通过岩层过程中，各种可溶性矿物质可溶解，因而水的含盐量和总硬度通常比地表水高。

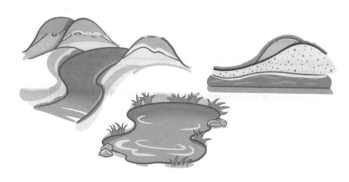

114

饮用水常规处理工艺的发展历程是怎样的?

答：我国饮用水常规处理工艺一般指“混凝—沉淀—过滤—消毒”四步净水工艺[62-65]。目前，我国城市水厂95%以上仍在使用常规四步净水工艺，其主要发展历程如下：

中华人民共和国成立前：大多数城镇以地下水为水源水，普遍无水处理设施，仅有少数城镇以地面水为水源，主流工艺为“蓄水池—慢滤池—氯消毒”工艺和“混凝—沉淀—快滤—氯消毒”工艺。

中华人民共和国成立后的前三十年：国内城镇净水工艺主要是由苏联引进的常规工艺。由于慢滤池滤速低，占地面积大，普遍改为了快滤池；水净化工艺以减少絮凝时间、提高沉速，浑水异重流和现代平流沉淀池，以水力调控设备取代机电设备等为主。

改革开放以来（1980年至今）：由于生活饮用水卫生标准的制定与饮用水要求的提高，为控制介水传染病和病毒性传染病的流行，对“混凝—沉淀—砂滤—氯消毒”工艺进行了改进。在后续对混凝与沉淀方面的改进一般包括高密度澄清池、强化混凝、澄清池等；过滤方面的改进一般包括生物滤池、强化过滤、炭砂过滤等；消毒方面的改进一般有紫外线复合消毒，臭氧、氯消毒等。

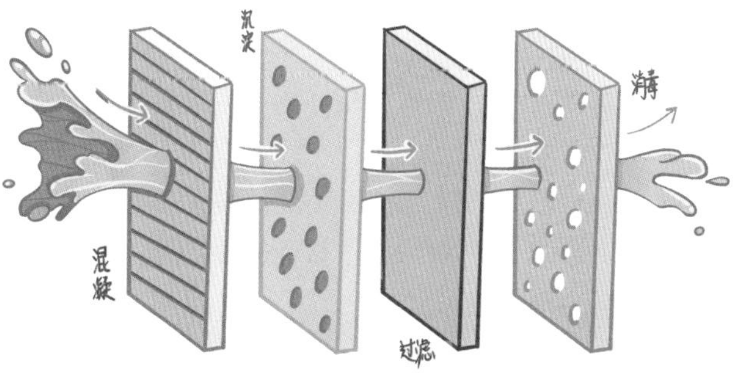

115 发达国家饮用水深度处理工艺的发展历程是怎样的？

答：由于常规工艺对有机物去除率低，在老水厂的改造中常常加入深度处理。目前，饮用水深度处理工艺主要有氧化法（臭氧氧化等）、吸附法（活性炭吸附等）、膜法、其他深度处理技术（吹脱技术等）以及相关组合工艺等。

1906 年，法国 Voyage 水厂采用了臭氧处理系统，臭氧氧化法开始用于生化处理前的预处理或生化排水深度处理，随后臭氧技术得到广泛应用。目前，国际上使用臭氧及其联合工艺对给水消毒的自来水厂和污水厂已有数万家[66]。

1920 年，活性炭吸附技术开始应用于防毒面具，此后得到了快速发展。我国于 20 世纪 60 年代从国外引进，用于二硫化碳废水处理，自 70 年代初以来，在技术、应用范围和处理规模上都有很大发展[67]。

1960 年，德国 Amstaad 水厂第一次将臭氧氧化与生物活性炭技术联合使用，形成了新的深度处理技术，即臭氧 - 活性炭工艺，用于解决有机物污染。该技术的成功引起了西欧水处理领域的重视，于 20 世纪 70 年代传入我国，80 年代开始应用。

1960 年后，膜分离技术作为一项分离新技术迅速崛起，并在 20 世纪 80 年代开启了推广应用阶段。作为 21 世纪最具前景的高新分离技术，膜分离技术在液体分离、浓缩、纯化等方面有其独特的优势，已广泛应用于饮用水净化、中水回用、污水处理等领域，产生了巨大的经济、环境和社会效益[68]。

1976 年，Carey 等专家首次利用光催化技术降解水中污染物，光催化技术在处理难降解有机物、水体微污染物等水处理领域具备有别于传统水处理工艺的特殊优势[69]。

116

发达国家饮用水消毒技术的发展历程是怎样的？

答：1897 年，英国在管网中使用漂白液控制伤寒；1902 年，比利时 Middelkerke 水厂使用漂白粉连续消毒。此后，氯消毒开始成为常规水处理消毒工艺。20 世纪初，开发了臭氧、紫外消毒工艺对病原体进行消杀；20 世纪中期，为了消除水体的酚味和臭味，逐渐开发了氯胺以及二氧化氯消毒工艺；20 世纪 70 年代至今，为控制氯消毒产生的副产物，又出现了许多新型消毒工艺。

消毒工艺的发展探索主要在于三方面：消毒剂的选择、消毒工艺和设备的优化。目前，常用组合消毒有“物理 + 化学消毒的顺次消毒工艺”“化学 + 化学消毒的混合消毒工艺”“预氧化 + 消毒的联合消毒工艺”等。此外，还发展了如“金属离子消毒”“光催化氧化”等各种新型化学消毒工艺，以及“超声波”“微电解”“磁化消毒”等新型物理消毒工艺。

从消毒工艺发展趋势看，紫外、电化学和氧化消毒是 21 世纪美国、日本以及欧盟的关注重点；联合消毒、臭氧消毒以及紫外消毒等较传统的消毒工艺是我国的关注重点[70]。

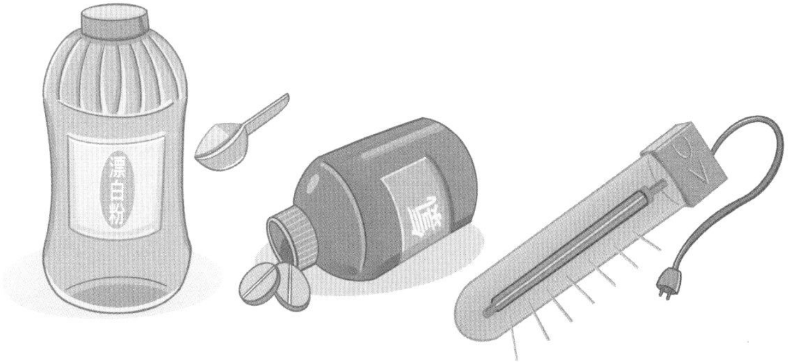

117

饮用水不同消毒技术的优缺点有哪些？

答： 饮用水消毒技术可分为物理法和化学法。物理法是通过借助物理能量破坏细菌的凝聚或使菌体蛋白发生解体及变性，从而杀死细菌，达到消毒目的，如紫外线消毒、超声波消毒等；化学法则是通过投加化学药剂，使其渗透到细菌体内并发生破坏性的降解而达到消毒目的，如臭氧消毒、氯消毒等[71]。目前，应用最广泛的是氯消毒。各种消毒技术的优缺点见表 7.3[55]。

表 7.3　各种消毒技术的优缺点

消毒方法	优点	缺点
氯	成本低、来源方便，易于操作，可持续长效消毒，消毒效果良好，方法成熟	消毒后有难闻味道；当水中存在隐孢子等微生物时，单独使用效果不佳，有产生消毒副产物的风险
二氧化氯	量少、杀菌率高且作用快；氧化性极强，可有效灭活多种细菌和病毒	不稳定，通常是现用现制；高浓度二氧化氯及其消毒副产物具有一定的潜在毒性，但正常饮用水消毒处理不会对人类的健康构成威胁；二氧化氯消毒成本高于氯气消毒，且至今未能以低廉成本来连续、稳定地生产二氧化氯以满足大型水厂消毒的需要
氯胺	在管网中持续时间长，杀毒效果较好，可有效控制管网中残余的细菌繁殖，且不产生氯臭味	氯胺消毒会产生对人类的健康有一定影响的亚硝胺、亚硝酸盐等副产物；需要专门设加氨间和加氯间；若氨、氯投加比例控制不当，会激活水中的氨氧化细菌，导致水中亚硝酸盐和氨氮超标
紫外	无须化学药剂添加，无有毒、有害副产物产生；对隐孢子虫卵囊的消毒作用有特效；能降低臭味，降解微量有机污染物；占地面积小，pH 及水温对消毒效果的影响小	存在光复活现象，无持续消毒能力；消毒效果受到灯管表面结垢等因素影响；设备投资较大

续表

消毒方法	优点	缺点
臭氧	可提高混凝效果，有效去除水体中的金属离子、氨氮等无机物质和腐殖酸、黄腐酸等天然有机物；臭氧本身具有极强的杀菌消毒作用，不会产生三卤甲烷等有害物质	现有水厂的明渠系统，不宜采用臭氧处理；臭氧的发生困难且价格较贵；对其浓度测定与控制尚无实用方法[72]
超声波	设备要求低，对污染物的处理更直接	不宜单独用作短时间灭菌，其效果有限；若为了增加杀毒率而提高超声时间，则会增加耗电量，从而提高经济成本[73]
TiO_2光催化	催化剂材料易得，无须特殊的氧化剂，反应设备简单，能够氧化多种有机物和杀灭多种微生物	存在催化剂的失活问题；对顽抗的病原体杀灭能力有限，如兰伯氏贾第虫、隐孢子虫等，持续消毒能力弱

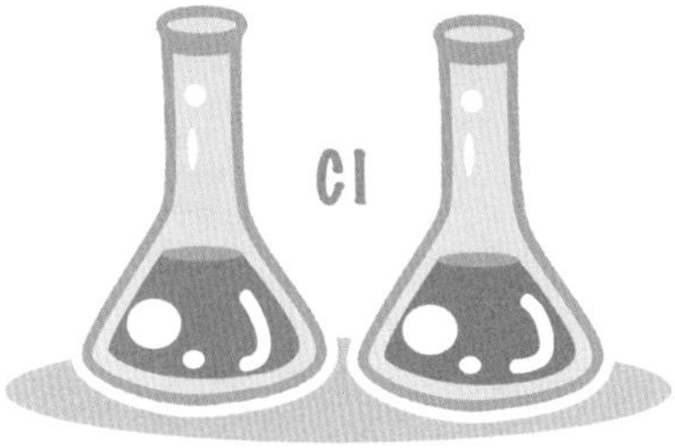

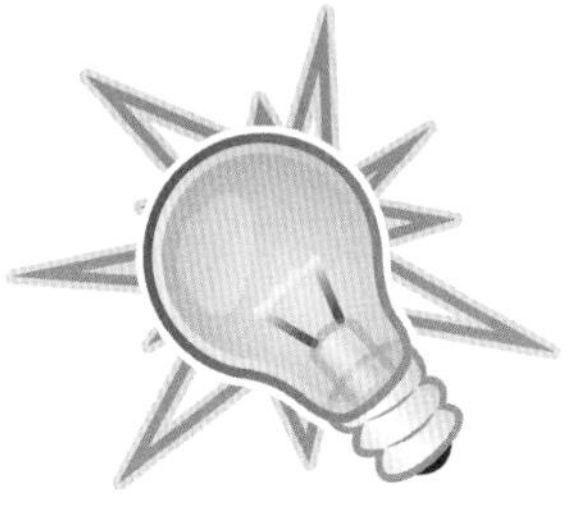

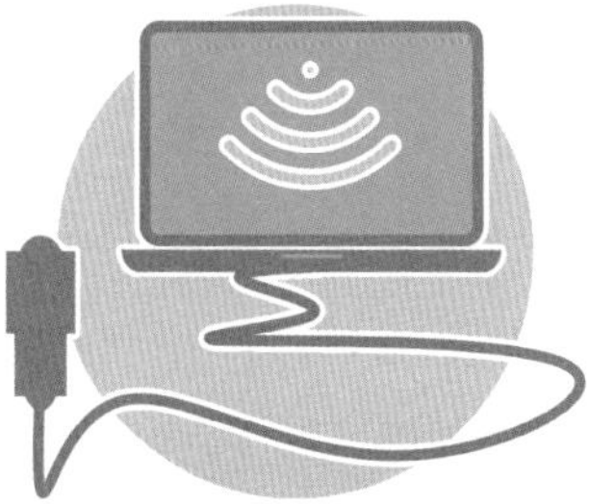

118

饮用水常规处理工艺如何保障水质安全？

答：饮用水常规处理工艺是指目前普遍采用的“混凝—沉淀—过滤—消毒”四步处理工艺，主要去除水中悬浮物及胶体物质，适用于处理较清洁的（Ⅲ类以上）水源水。在上述工艺过程中，混凝、沉淀、过滤可除浊度外，在一定程度上还可去除色度、细菌、病毒等；同时向水中投加消毒剂，如氯气、二氧化氯或漂白粉等，使其符合国家《生活饮用水卫生标准》（GB 5749）。在饮用水净化技术的发展过程中，常规处理工艺对提高饮用水水质，保障居民的身体健康起到了积极的作用。

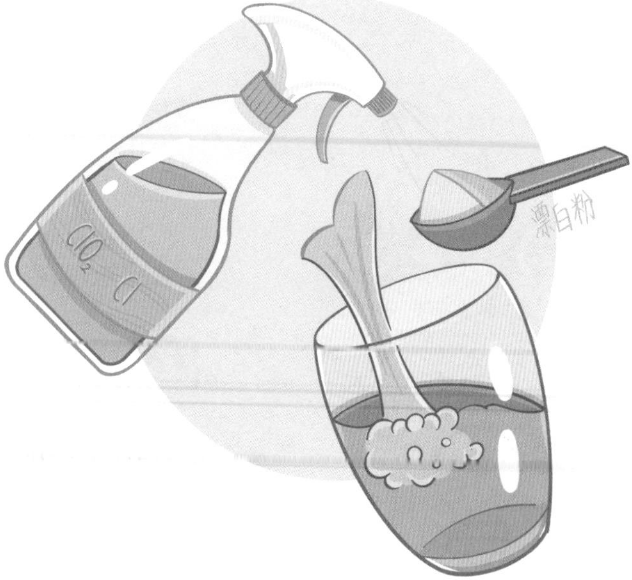

119

饮用水深度处理工艺如何提升水质安全保障？

答：饮用水深度处理是指在常规处理工艺的基础上，为进一步提升水质，对水中大分子有机物进行处理。深度处理工艺可有效去除水中的藻类、藻毒素、氨氮和亚硝酸盐氮、溶解性有机物，改善水的色度、臭味和浊度等感官类指标，杀灭病毒和两虫（隐孢子虫和贾第鞭毛虫）动物，减轻氯消毒的负担[74]。常用的饮用水深度处理工艺有活性炭吸附技术、臭氧技术、臭氧-生物活性炭技术、膜分离技术等，其对水质的提升保障见表7.4[55, 75]。

表 7.4 常用的饮用水深度处理工艺

深度处理工艺	对水质的提升保障
活性炭吸附技术	活性炭利用本身间隙较大的结构，吸附水中的有机物，再通过过滤等方式去除，达到清除污染物、深度净化的目的
臭氧技术	臭氧可将水中污染物原有的结构破坏，生成无毒性的新物质，达到清除污染物、净化水质的目的；臭氧还有杀菌消毒的功能，进一步保障水质安全
臭氧-生物活性炭技术	通过臭氧氧化和生物活性炭，吸附并氧化降解来去除水中有机污染物，分解水中有机物和其他还原性物质，进一步过滤以降低水中污染物含量，且臭氧还具有杀菌消毒的作用
膜分离技术	应用于饮用水处理的膜，按膜孔大小可分为微滤、超滤、纳滤和反渗透。利用膜的特性，选择性地去除水中的有机物、无机物以及固体悬浮物质等，保障水质安全

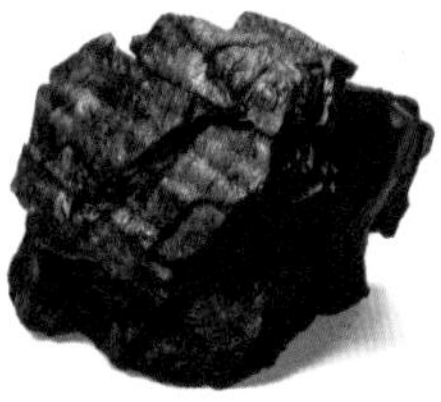
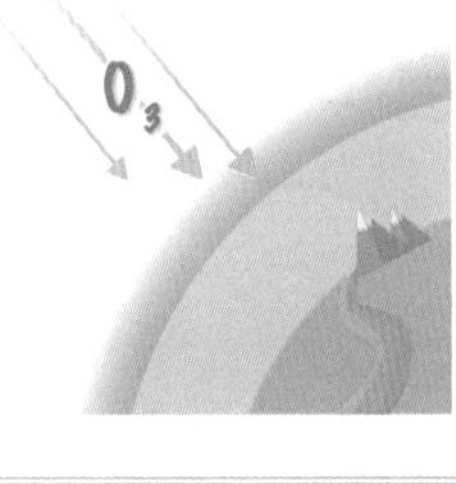

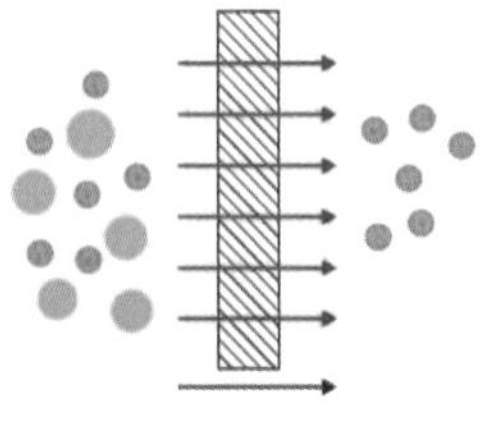

120

我国供水系统全流程是怎样的？

答：我国供水系统全流程是指饮用水从水源地到终端用户的全过程，包括取水工程、输水工程、水处理设施、配水池、配水管网和给水管网[61]。首先，将水从水源地抽取到水厂，然后经过水处理设施进行处理，再由泵站输入管网，最终输配到用户水龙头。

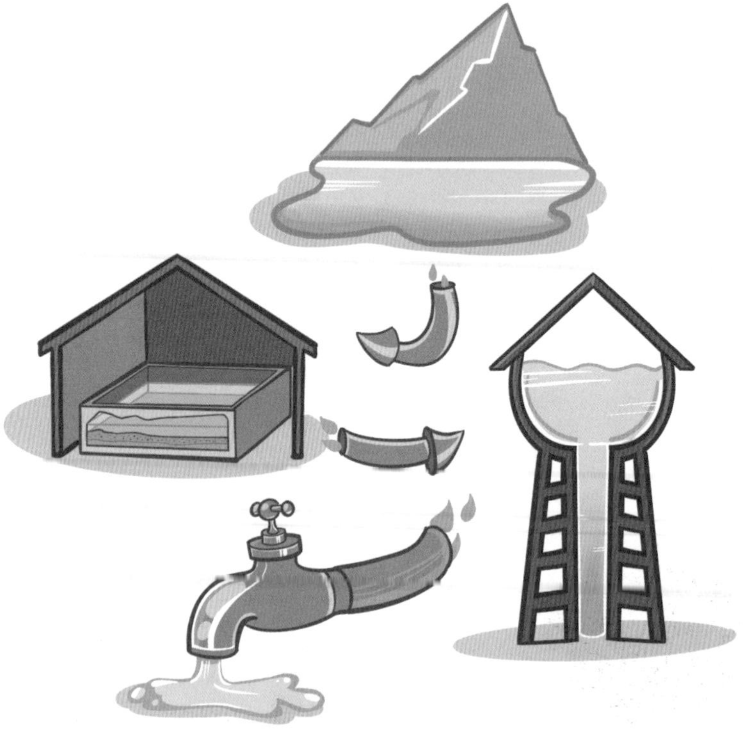

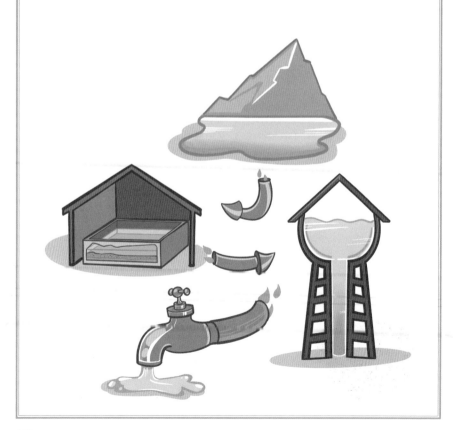

121

供水管网中影响水质安全的因素有哪些?

答: (1) 管网管材及老化：由于管材良莠不齐或管龄过长，内壁易腐蚀老化，产生铁锈以及细菌和杂质，在输配水过程中对水质产生影响。此外，不合理的管道设计或不严格的施工管理，以及使用的金属管道内未做好防腐措施时，输水安全风险也会增加[76]。

(2) 管网水停留时间：水在管网中停留的时间越久，水体自身及水体与水箱或者管网等输配水设施表面接触就越可能产生各种物理化学和生物化学的变化，从而影响管网水质[77]。

(3) 压力不均衡（负压）：因供水面积及人口的增加，导致城市管网的供水压力不足；或者管网建设过程中，供水路径发生变化等，均可能会导致部分区域出现负压及爆管现象，从而影响水质[78]。

(4) 其他：在管道末端、消火栓及阀门等处，管内存水较多、水体流动性差、滞留时间过长，容易造成水质恶化。此外，管道未进行定期排污、排泥、冲洗、消毒，或者管道破裂、渗漏，也会对水体造成污染，影响水质。

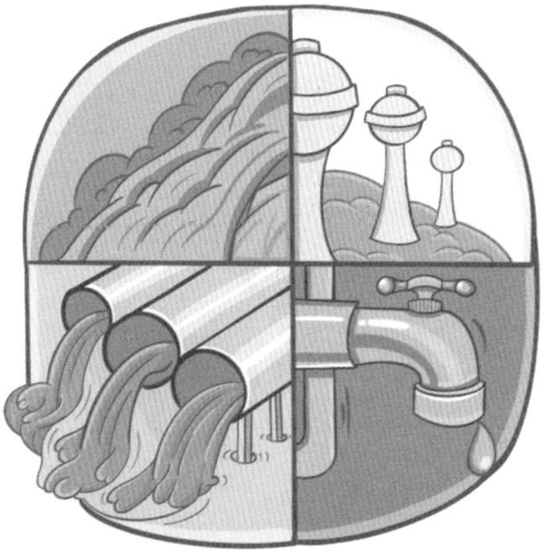

122

保障供水管网水质安全的措施有哪些？

答：(1) 周期性冲刷清洗管网：为了减少管道内的沉积物，恢复管道通水能力，需对管网进行周期性冲刷清洗，对管网死水区、末端、消火栓或排水阀进行定期排水冲洗。此外，对于管网新建或改造而使用新管道材料的，可进行消毒清洗 [77]。

(2) 合理二次加氯：加强对出厂水余氯含量和管网余氯量的连续监测，根据监测数据结果适度调整氯的加入量。

(3) 保证管网供水压力：保证管网供水压力，合理布置持压泄压阀、调节阀等位置，从而控制管道腐蚀的发生，保持管网经济流速 [78]。

(4) 应用新型塑料管材：传统的铸铁管材易生锈，并易滋生各种微生物，影响管道自来水水质，可采用耐腐蚀、水流阻力小、质量轻的新型塑料管材。

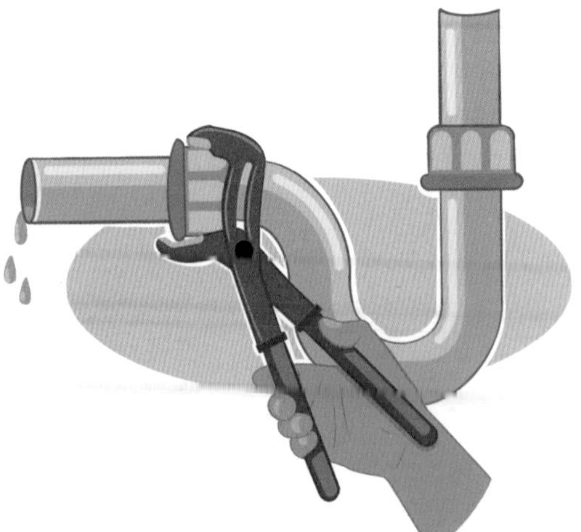

123 二次供水影响水质安全的因素有哪些?

答：传统的二次供水指当民用与工业建筑生活饮用水对水压、水量的要求超过城镇公共供水或自建设施供水管网能力时，通过储存、加压等设施经管道供给用户或自用的供水方式[79]。在二次供水过程中，影响水质安全的原因主要有以下 3 点[78]。

（1）二次供水设施的设计、建造或使用不合理：包括贮水池（箱）位置不当，贮水池容积过大，贮水池的构造和配管设计不合理，防回流和真空破坏措施不到位，供水管道布局不当等。

（2）二次供水设施的运行管理不善：管理责权不明确，管理制度不健全，管理人员不专业，管理体系尚未建立等；管理运行不善而出现水箱的清洗情况不佳，水箱上面无盖或者遮盖不严密等问题。

（3）微生物繁殖对水质的污染：由于管网末端水中余氯含量较低，且水在二次供水设施中的停留时间过长，各种有机物的积累导致“红虫”、微生物的繁殖，使水出现异臭和异味，影响水质。

相比传统的二次供水方式，近年来发展的变频无负压二次供水技术，具有占地面积小，成本低，设备处于密闭状态且可自动化运行等优点，但其供水直接受市政管网影响[80]。

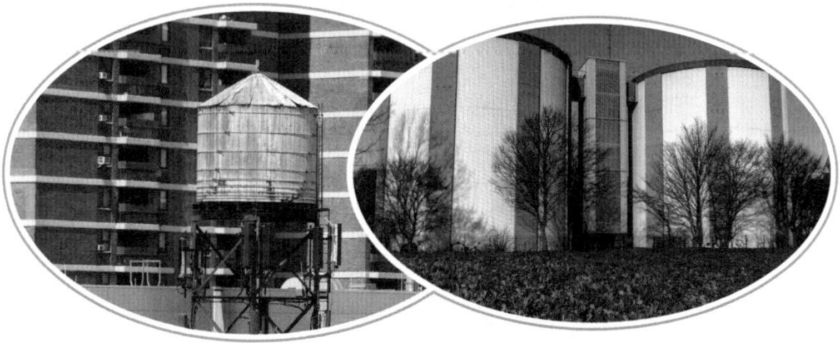

124

输配水管材的材质对饮用水水质安全有哪些影响？

答：给排水管网是一个庞大而复杂的系统，自来水从自来水厂送出之后，需要经过较长的输送过程，与管材发生充分的接触，会产生物理、化学与生物反应等，从而在很大程度上改变水质。管道管材的质量是影响管道内水质的关键性因素。

我国目前大部分的输配水管使用的管材主要是铸铁管与钢管等。这些管材在使用多年后，其内壁会形成具有腐蚀性的结垢层，在一定程度上导致大量微生物滋生；当自来水在输送过程中，水流的速度、压力以及方向发生变化时，容易造成水质恶化，水体浑浊、感官异常、水中某些化学元素超标（例如铁超标[81]）以及出现一些不明细菌。此外，自来水在金属管道流动的过程中，由于管道及涂层中的物质会出现脱落以及发生化学反应等，导致微生物迅速繁殖，影响管道内水质，且随着水管使用年限的增加，对水质的影响越明显[82]。

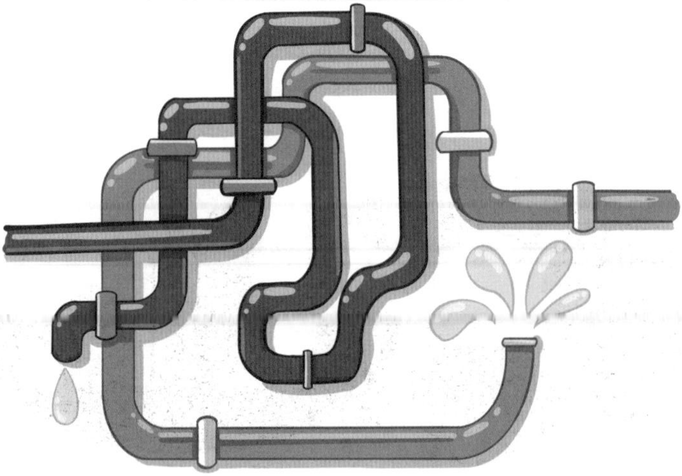

125

阀门对饮用水水质安全有影响吗？

答：城镇供水中阀门按结构可分为闸阀、止回阀、蝶阀、截止阀、球阀；从材料分主要有铸铁阀门、铜阀门、不锈钢阀门、非金属阀门。材料和结构两方面均对水质有影响[83]。

（1）材料上：① 目前主要使用铸铁阀门，包括灰口铸铁、球墨铸铁、可锻铸铁，以及铸钢阀门。由于球铁和铸钢的材料都是铁基金属，长期与水直接接触会受到腐蚀，从而对水质产生影响。② 铜合金阀门主要有黄铜和青铜，黄铜合金和青铜合金均含有铅，铅溶出量随浸泡时间的增加而增加，但溶出速度逐渐减小，所以存在从饮用水中摄入铅的风险。③ 不锈钢阀门对水质无二次污染，但由于成本因素，未大范围应用。④ 非金属阀门主材料配件主要是铜合金，由于使用量极小，对水质基本无影响。

（2）结构上：① 闸阀在通水洗管后往往会因为石头、铁屑、木块、杂物等外物淤积于底部凹槽内而造成无法紧密关闭，导致发生漏水现象，同时杂物易污染水质。② 闸阀、蝶阀和止回阀内腔一般未做处理或只做了简单防锈处理，金属直接与水接触易发生锈蚀，从而污染水质。③ 截止阀和球阀结构上对水质无影响。

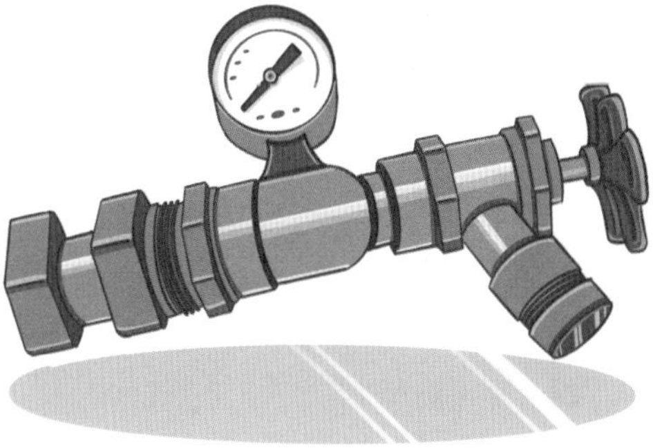

126

水龙头材质对饮用水水质安全有影响吗？

答：水龙头负责控制和调节水流量的大小。当水龙头关闭时，内部水处于长期静止状态，水体未流动，极易滋生细菌；此外，由于水龙头在空气中长期暴露，水和空气对水龙头都会有腐蚀作用，会氧化水龙头，严重损坏水龙头器材。

水龙头根据不同的市场需要，常用的主体原材质有铜、不锈钢、锌合金、ABS 工程塑料等。铜制的水龙头，不易生锈，并具有杀菌、消毒作用，但价格高于普通钢材、锌铝合金材料的水龙头。不锈钢材质的水龙头，耐酸、耐碱，不受腐蚀、无铜锈，对水质无污染。锌合金材质水龙头，电镀层耐腐蚀性较差，使用寿命较短，长期使用容易释放出锌、铅等重金属元素。陶瓷材质水龙头，无锈蚀、耐酸碱、不会氧化且环保，但耐用性和工艺还需要提升。工程塑料合金水龙头，价格低、抗老化、无锈蚀，且具有质量轻、启闭轻便等特点，但由于金属层与非金属基体之间结合力太低，容易出现老化等现象，并且在使用过程中会散发异味。

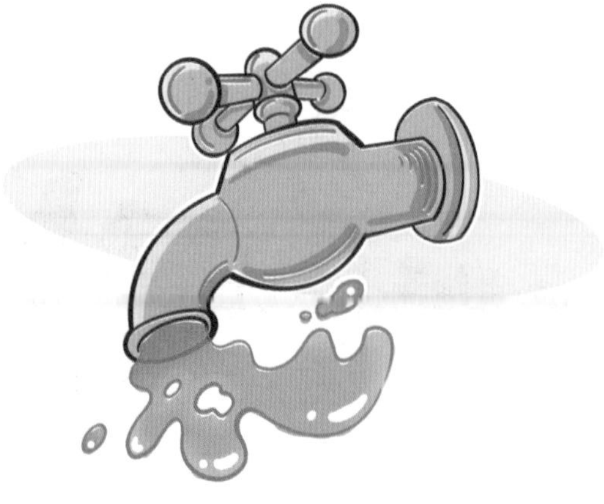

127

什么是再生水？再生水可以饮用吗？

答：再生水是对经过或者未经过污水处理厂处理的集纳雨水、工业排水、生活排水进行适当处理，达到规定水质标准，可以被再次利用的水[84]。再生水水质介于自来水（上水）与排入管道内污水（下水）之间，亦故名为“中水”。再生水通过处理后，主要用作生活杂用水、工业用水、农业灌溉等，一般不可以饮用。

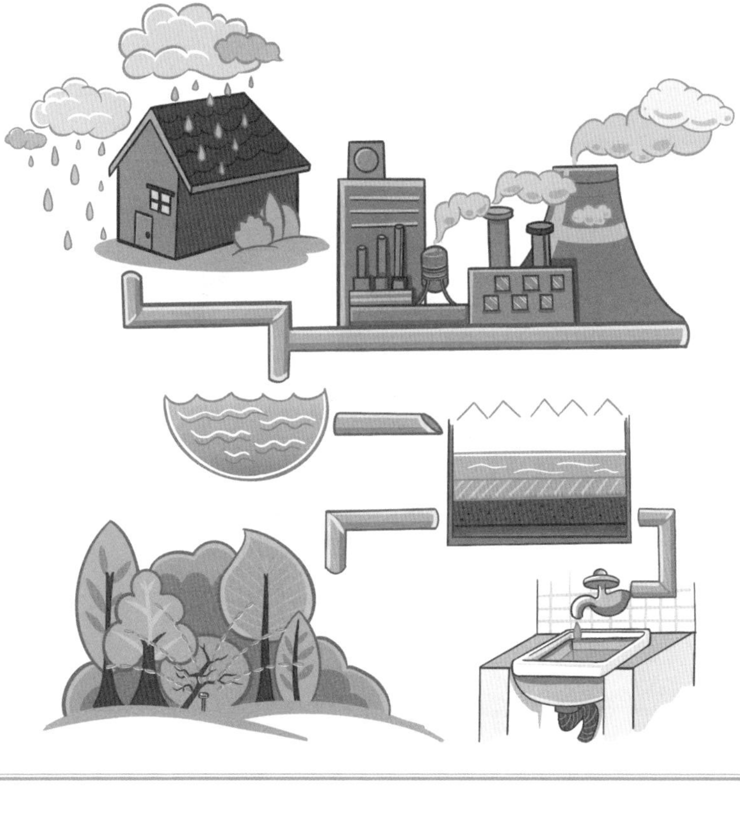

128

公众如何参与到水源保护与管理当中？

答：公众是水源保护与管理的重要力量，应积极参与水源保护的一切有关公益活动。第一，公众应按照水源保护的标识，不在水源地进行钓鱼、游泳、划船等活动；不在水源地、输水明渠、蓄水设施等地方排放污水和倾倒垃圾。第二，公众可以通过群众投诉信箱、举报热线等方式对水源的保护和管理提出意见建议，当发现破坏和污染水源的行为，应向当地环保部门进行举报。第三，相关部门应充分尊重公众的环境知情权、参与权和监督权，涉及公众环境权益的重大决策、发展规划和建设项目等，公众可以积极参与听证会、论证会等并发表个人意见与建议，相关部门要形成环境和水源保护的公众参与机制[62]。

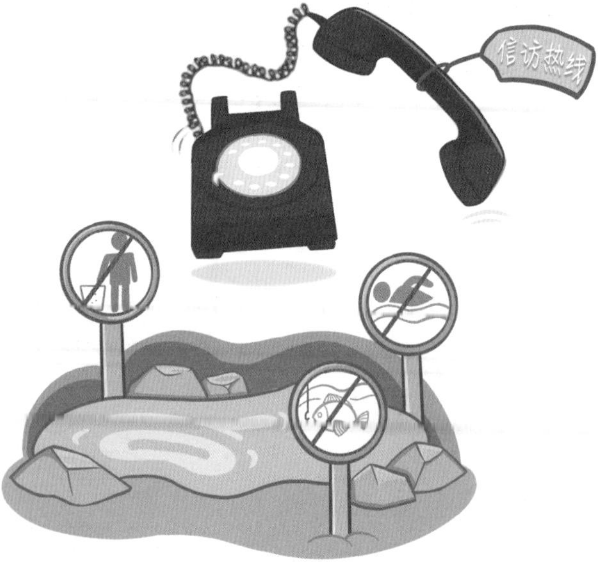

129

公众如何参与到供水管网的保护与管理中？

答：公众对于供水管网的保护与管理主要起到监督作用。当公众发现供水管网及附属设施出现破损，发生漏水现象时，可立即与自来水公司或当地主管部门联系，以避免水资源浪费。若公众发现身边供水管网及其附属设施和配件等出现以下现象时，也可积极反馈：

① 附近的地面排水沟、岸边是否有清水渗出，地面是否沉陷，相关设施墙壁是否开裂；②是否听到漏水声；③是否有用水量异常。若用水量异常，可以先自行检查阀门，找出漏水管段；④附属设施和配件是否老化，如管网上的各种阀门、消火栓、调节水池以及相关仪表等；⑤水质是否变色、浑浊、污染等相关问题。

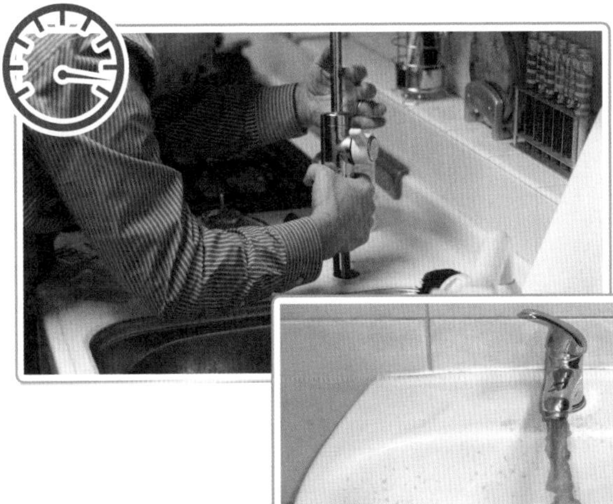

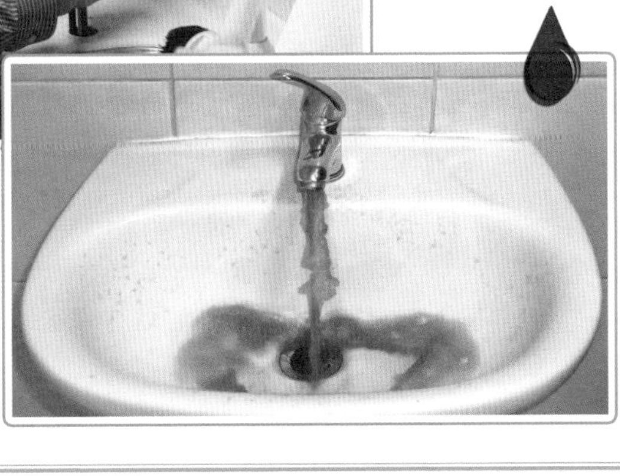

130

我国饮用水水质安全信息公开的主要途径与内容是什么？

答：我国饮用水水质安全信息公开的主要途径为网站、APP和服务大厅等，另外也有部分企业采用媒体发布公告方式。城市发展水平和供水服务方式不同，导致各地公开方式不同。对于县镇级供水部门和单位，主要通过服务大厅张贴或滚动播放等方式公开信息。对于城市或经济较发达的县镇，主要通过网站、APP、居民社区公告等方式公开信息。

根据目前的管理体制，饮用水安全管理主要涉及县级以上地方人民政府供水主管部门和环境保护、卫生、水行政等部门。根据不同部门和供水单位的分工职责，饮用水信息公开的主体可分为3类[85]：

（1）政府部门。目前一些地区的水质相关信息由不同部门分别公开，如饮用水水源相关信息由生态环境部门负责公开（如“国家地表水水质自动监测实时数据发布系统”），供水单位供水状况由供水主管部门公开，用户水龙头出水状况由卫生健康部门公开等。为便于统一发布，有的地区由上述部门提供后通过县级以上地方人民政府集中公开。

（2）供水企业。主要公开企业服务范围内的原水、出厂水、管网水等水质。

（3）二次供水管理单位。二次供水管理单位情况比较复杂，主要有专业机构、物业公司、产权单位、供水企业等。管理单位主要公开二次供水水质、水箱清洗后的水质等信息。

第八章

农村饮用水安全保障篇

饮 | 不 | 出 | 的 | 水 | 品 | 质

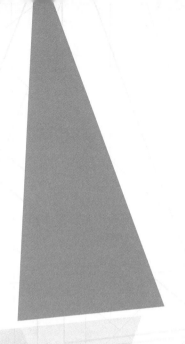

131

农村饮用水包含哪些方面？农村饮水需求量是多少？

答：农村饮用水，顾名思义就是保障农村人口日常生活的用水，其使用范围主要包括洗涤、餐饮、畜禽散养、居民点公共用水以及家庭小作坊生产等，不包括二、三产业用水、规模化养殖畜禽及牧区牲畜用水。按照第七次全国人口普查数据，我国居住在乡村的人口为 5.1 亿人，根据农村饮用水安全要求，按每人每天安全饮用水需求量为 40~60L 计算，全国农村每天饮水需求量为 2040 万 ~3060 万 m^3。

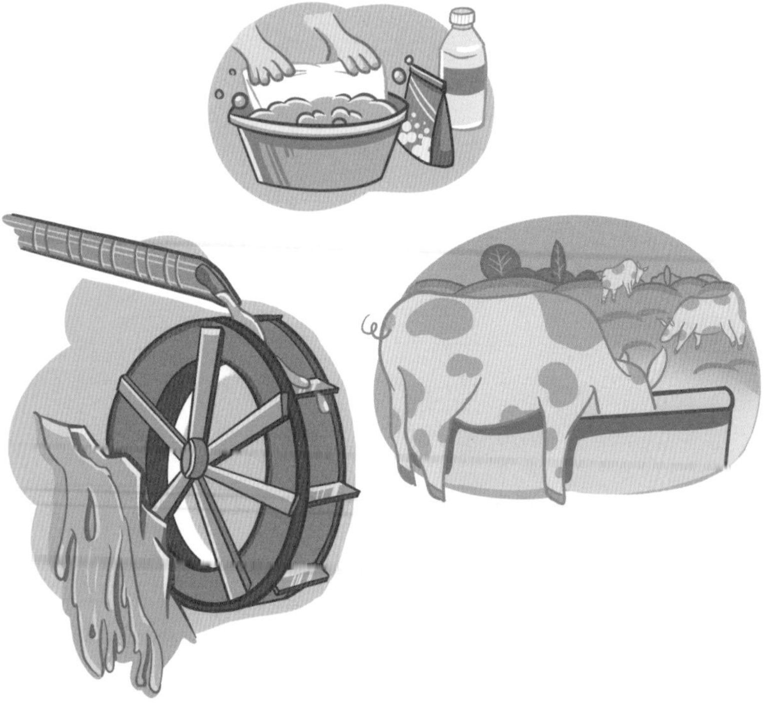

132

我国农村饮用水供水现状如何，存在的主要问题是什么？

答：截至目前，我国已建立起比较完善的农村供水体系，主要通过集中和分散式供水工程以及城镇供水管网向农村延伸等方式，解决大部分农村地区的饮水问题，农村集中式供水人口比例逐年增加，供水质量和水平有所提高。

虽然我国的农村饮用水供水现状得到了有效提升，但与城镇饮水相比较，农村饮水安全存在以下问题：(1) 农村地区水源相对复杂，安全用水的意识不强，由此造成饮水安全隐患；(2) 农村地区水源地的保护工作相对欠缺，饮用水水源保护区划定不清、边界不明，由此得不到有效监管；(3) 农村生产生活污水随意排放的现象仍较多；(4) 农村地区水处理设备不完善，水处理能力仍相对缺乏；(5) 在农村饮水工程中，饮用水安全管理体系并不健全，在日常的管理中缺乏有效、科学、合理的管理方法；(6) 由于农村地区住户分散，供水管线长，导致农村地区供水成本较高，水费回收率较低。

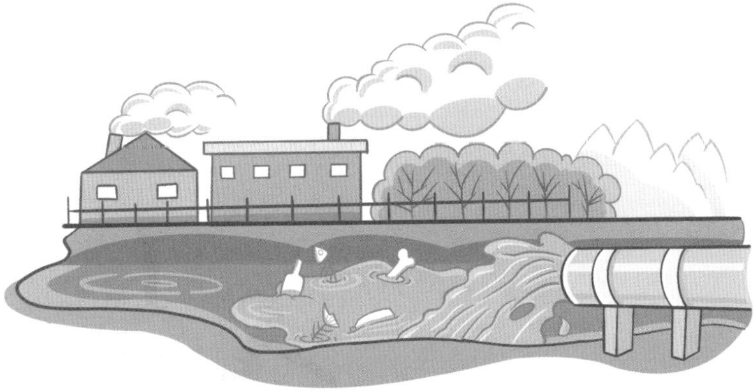

133

目前我国农村供水与城镇供水政策是否一致，有什么区别？

答：中华人民共和国成立以来，我国很长时期实施的是城乡供水二元化政策，即城市供水由政府负责，农村供水集体解决，因此，除城市化水平高的地区外，目前我国农村供水与城镇供水仍然存在以下区别：

（1）管理体系：按照《城市供水条例》，城市供水工作主要由城市建设行政部门主管，而由于农村的供水管理体系复杂，涉及的主管部门较多：水利部门主要负责组织农村水源项目的规划、实施及运行管理；卫生部门主要负责饮水安全问题；环保部门主要负责农村水源地的环境监管，开展农村饮用水水源地环境综合整治。由于涉及的部门较多，各相关部门之间的协调机制有待进一步加强。

（2）法律标准：针对城镇供水管理问题，1994 年国务院颁布实施了《城市供水条例》，对城镇供水水源、工程建设、运营维护等方面都做出了明确规定，并制定了相应的惩罚措施。与城镇供水管理不同，由于农村供水的复杂性，迄今为止仍然没有国家层面的综合性法律法规。现阶段农村饮用水水源地保护的法律制度主要为《中华人民共和国水法》《中华人民共和国环境保护法》《中华人民共和国水污染防治法》，但是这些规定的系统性、协调性和可操作性不强，不能满足农村饮用水水源保护和管理的需要，且管理对象主要涉及农村饮水安全工程建设和管理等内容，几乎没有针对农村饮用水水源监测以及应急保护等方面的标准或制度。

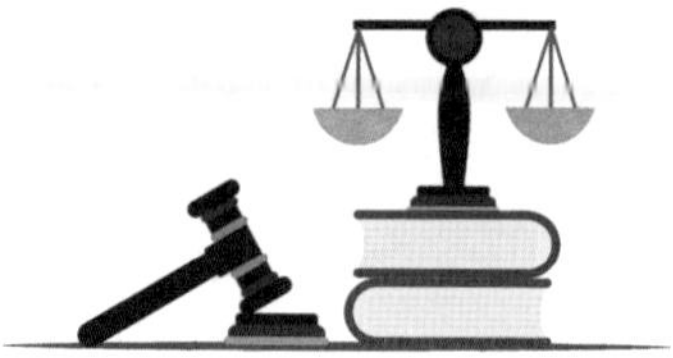

134 什么是城乡供水一体化？

答：城乡供水一体化是指将城市供水管网延伸、覆盖至乡镇，建立起一体化的城乡供水网络系统，基本实现城乡联网供水、水资源共享，提高水资源的利用率，达到城乡居民共享优质供水的目的[86]。

城乡一体化模式有利于消除当下突出的“二元”结构问题，有利于提升农村饮用水安全的保障水平，让农村居民喝到与城镇居民相同的自来水，有利于提高水资源的利用率，拓展供水系统的融资渠道，使整个社会分享经济发展的成果。

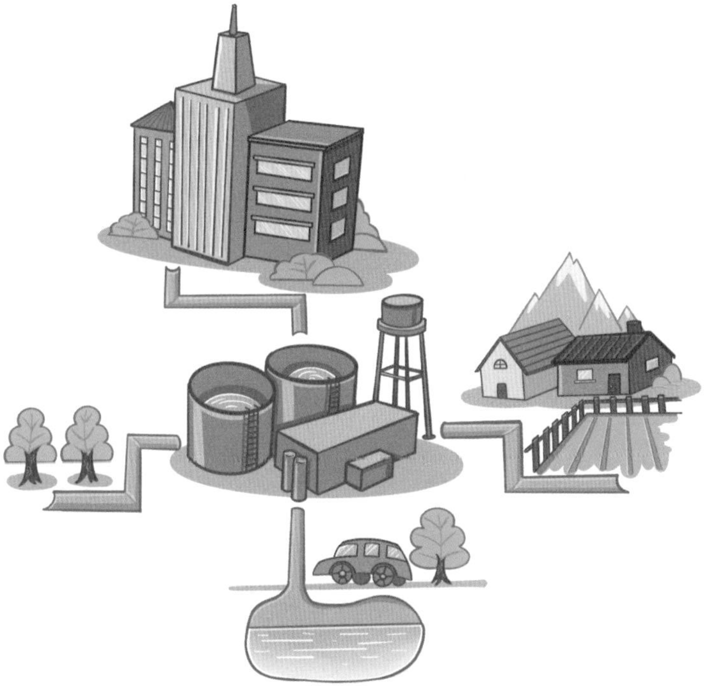

135 什么是农村饮水安全?

答:农村饮水安全是指农村居民能够及时、方便地获得足量、洁净、负担得起的生活饮用水,且长期饮用不影响人身健康[87]。

根据2004年11月水利部和卫生部联合下发的《农村饮用水安全卫生评价指标体系》(水农〔2004〕547号),农村饮水安全评价指标包括水质、水量、用水方便程度和供水保证率4项[88]。

水质:是指农村居民生活饮用水质量,符合国家《生活饮用水卫生标准》(GB 5749)要求的为安全;符合《农村实施〈生活饮用水卫生标准〉准则》要求的为基本安全。

水量:能满足人们合理的饮用水需求。每人每天可获得的水量不低于40~60L为安全,不低于20~40L为基本安全。

用水方便程度:指获得饮用水的便利程度,通常以供水是否入户以及人力、简易交通工具取水往返时间或距离进行评价。供水到户或人力取水往返时间不超过10min为安全,不超过20min为基本安全。人力取水往返20min,大体相当于水平距离800m或垂直高差80m的情况。

供水保证率:一年中实际供水量符合标准的天数与一年总天数的比值进行评价。供水保证率不低于95%为安全,不低于90%为基本安全(是指在十年一遇的干旱年,供水水源水量能满足基本生活用水量要求)。对于千吨万人供水工程,可通过现场察看工程日供水量记录,并结合用水户问询等方式,确认用水量需求得到的满足程度进行评价。对于千吨万人以下集中式供水工程或分散式供水工程的用水户,供水保证率可通过入户查看、询问工程实际供水情况以及用水户水窖、水罐等储水情况,确认用水量需求得到的满足程度进行评价。

136

什么是农村饮水安全工程？

答：农村饮水安全工程，是指向县（市）以下（不含县城城区）的乡镇、村庄、学校、农场、林场等居民及分散住户供水的工程，主要用于满足农村居民日常生活用水需要，又称农村供水工程或村镇供水工程，包括集中供水工程和分散供水工程两类[①]。

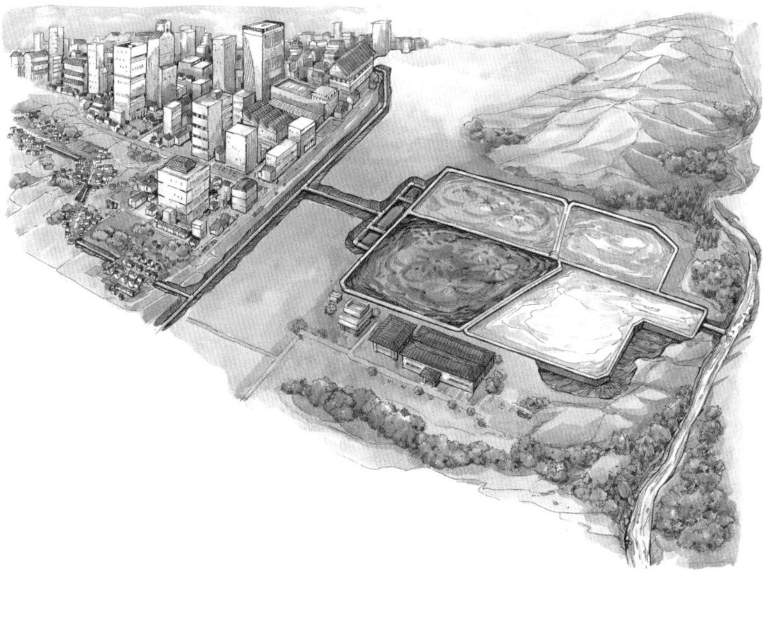

① 《精准扶贫 农村饮水安全评价准则》（DB52/T 1285—2018）。

137

什么是农村集中供水率和农村自来水普及率?

答：农村集中供水率，是指某区域农村用水来自集中式供水工程或城市供水管网延伸工程的供水人口占该区域农村供水总人口的比例。其中，供水人口指某区域农村户籍人口或常住人口，取高值。

农村自来水普及率，是指某区域农村集中式供水工程和城市供水管网延伸工程供水到户（含小区或院子）的农村人口占农村供水总人口的比例。

据水利部统计，截至 2020 年 4 月，我国共建成 1060 多万处农村供水工程，农村集中供水率达到 87%，自来水普及率达到 82%，千人以下供水工程占比 99% 以上。[①]

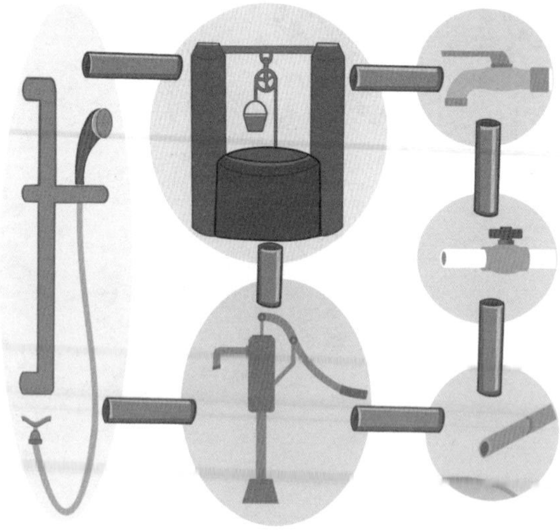

① 《精准扶贫 农村饮水安全评价准则》（DB52/T 1285—2018）。

138

农村自家水井的水可以直接饮用吗?

答: 农村自家打的水井的水有取自浅层地下水和深层地下水两种类型。

若取的是浅层地下水，较易受到自然环境和人为活动的污染。同时，随着工农业快速发展，一些污染物质被排放到自然环境中污染地下水，进而影响井水的水质。根据调查，近年来各地井水总体水质检测结果合格率不高，其中普遍存在重金属、硝酸盐、细菌、病毒、寄生虫等，这些物质对于人们的健康有一定的影响。如果直接饮用未经净化处理的浅层地下水，其中有害物质含量较高，极易对人体健康造成危害。若取自深层地下水，虽受人为污染相对较少，但是由于某些区域地下水本身部分离子的天然背景值较高，长期饮用也会对身体造成危害。

因此农村自家水井若井深较浅，取的是浅层地下水，则不可以直接饮用；若取的是深层地下水，最好经过相关部门检测合格后，烧开再饮用。

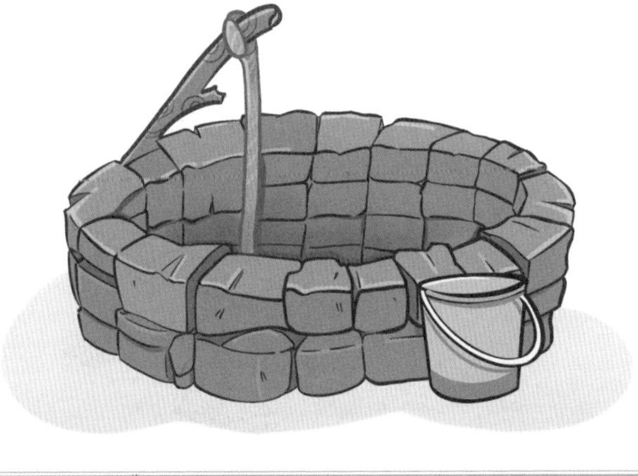

139

农村屯水的危害有哪些？

答：在农村，屯水的现象较为普遍，尤其在用水困难和部分无法正常使用集中供水的地区。屯水所使用的水源多为井水、河水、雨水等，这些未经处理或经过简单沉降的水含有大量的致病微生物，例如大肠杆菌等，同时还可能含有大量的硝酸盐、重金属离子等，均会对人体健康造成一定的影响，因此这类水的水质远不能达到饮用水标准。此外，农村地区用于储水的设施材质参差不齐，形式也较为简单，多为水缸、水窖、旱井等，一般未经过杀菌消毒处理，在储存过程中水质会进一步恶化。最令人担忧的是，由于农民用水习惯和用水安全意识较差，导致饮用水在家庭储存过程中容易受到多种因素的影响，例如，大部分家庭储水容器周围存在包括炉灰、生活垃圾、家禽等的污染源；有些家庭的储水器不加盖，使得储水直接暴露于空气之中。

调查显示，饮用水的水质在经存储后会发生明显变化。在经过沉淀步骤后，水的色度和浑浊度基本达标，然而，菌落总数、肉眼可见物和耐热大肠菌群超标率明显增加，其余物化指标的合格率都有一定的下降。因此，屯水无法满足人们的饮用水健康需求，存在较高的健康风险，不建议饮用。

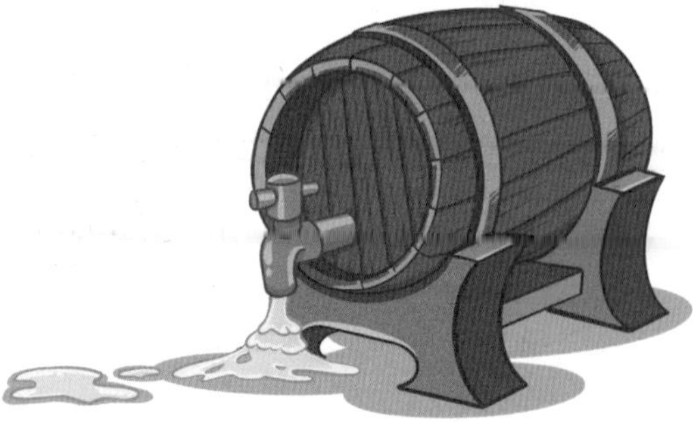

140

农村安全饮用水一般要经过什么样的处理？

答：我国农村地区的安全饮用水源会选择地下水或地表水，选择的水源不同其处理方式不同：

地下水：农村地区以地下水为供水水源时，建议选取承压含水层水源，因其水质相对较好，一般仅经过过滤处理，部分地区增加消毒措施并检测合格后即可供居民饮用。

地表水：农村地区以地表水为供水水源时，由于受污染的可能性较大，处理程序较地下水复杂，一般需经过沉淀、过滤、消毒处理并检测合格后方可供居民饮用。

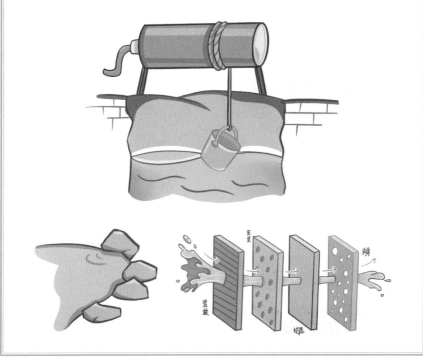

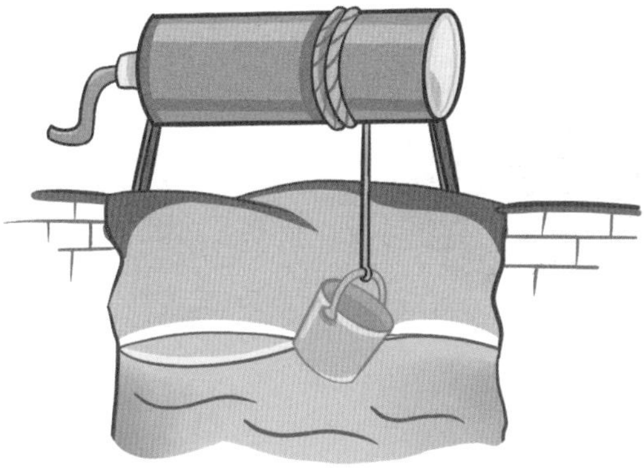

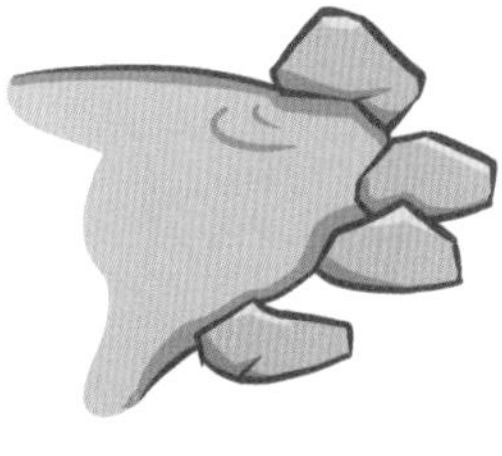

141

什么是苦咸水？苦咸水的危害是什么，如何处理？

答：苦咸水是指碱度大于硬度的水，pH 一般大于 7，并含大量中性盐，我国存在苦咸水的地域大部分分布在西北缺水地区和东部沿海地带。苦咸水主要是口感苦涩，长期饮用可能会引发人体胃肠功能紊乱，诱发疾病。我国农村饮用苦咸水的人口有 3800 多万人，解决饮用水苦咸的问题一般可采用蒸发法、电渗析法、反渗透等工艺。

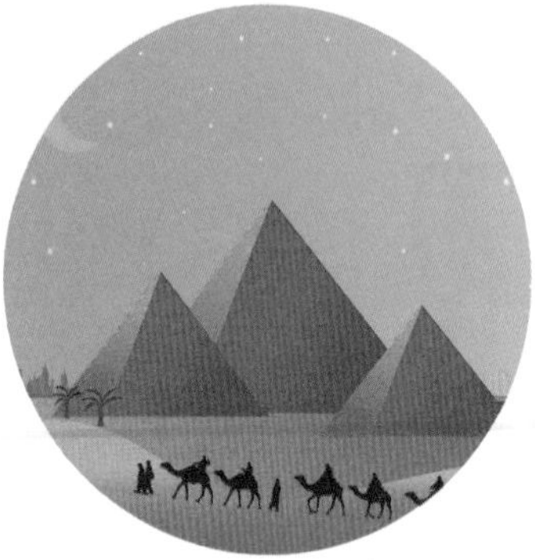

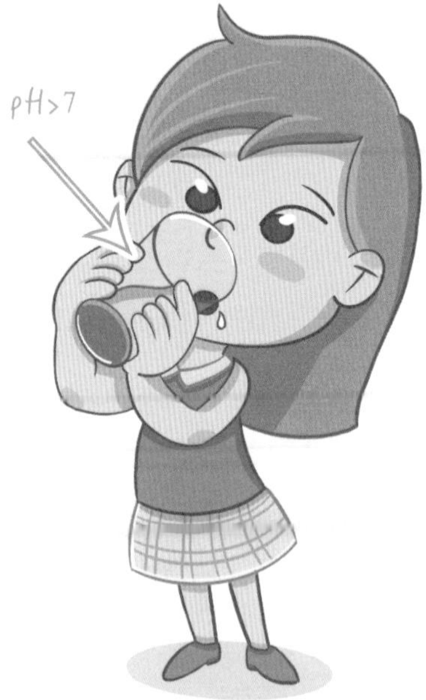

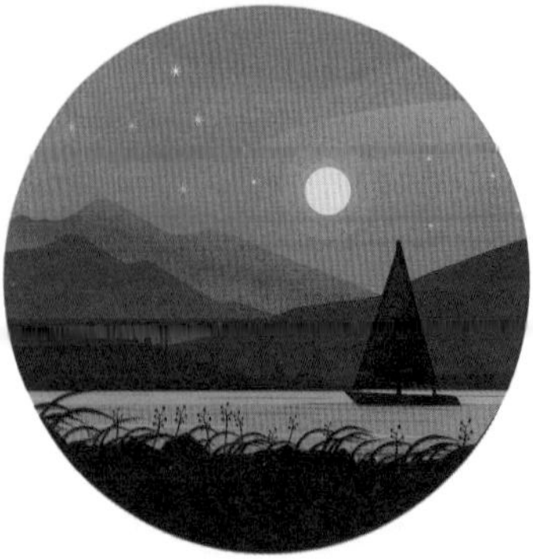

142

什么是高砷水和高氟水，能否直接饮用？

答：通常情况下，地表水中的砷和氟含量极低，而部分地区地下水水源因地层结构中含大量砷和氟，超出了我国饮水标准中集中供水砷和氟化物的限值 0.01mg/L 和 1mg/L，或分散式供水砷、氧化物的限值 0.05mg/L 和 1.2mg/L。

我国高砷水地区同时伴随着高氟、高碘 / 低碘及其他多种元素含量异常的情况，如长期饮用含砷或者含氟的水，会对人体多系统功能造成危害（详见第 2 章），因此，高砷水和高氟水均不可直接饮用。砷超标的地下水可采用吸附法处理；氟化物超标的地下水可采用混凝沉淀法、吸附法、纳滤 / 反渗透法等净水工艺处理。

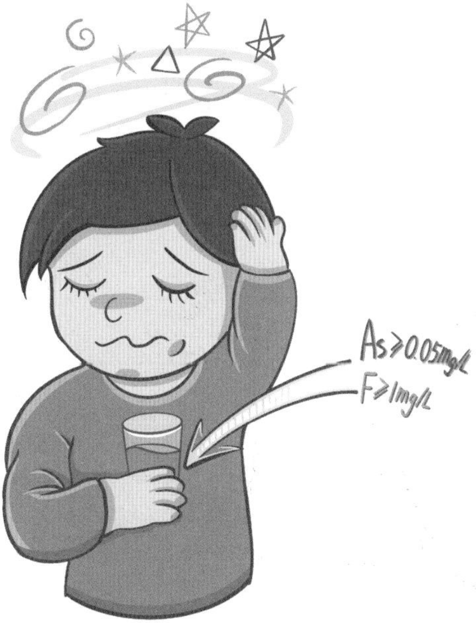

143

农村饮用水水源的水质和供水水质应分别符合什么标准？

答：地表水水源的水质应符合《地表水环境质量标准》（GB 3838—2002）相关要求，地下水水源的水质应符合《地下水质量标准》（GB/T 14848—2017）Ⅲ类标准。水源的水质如不能满足上述规定，即需采用相应的工艺进行净化处理，处理后的水质应符合有关标准规定，并取得当地卫生行政主管部门的批准。若无净化措施，水源水质需满足《生活饮用水卫生标准》（GB 5749）的要求。

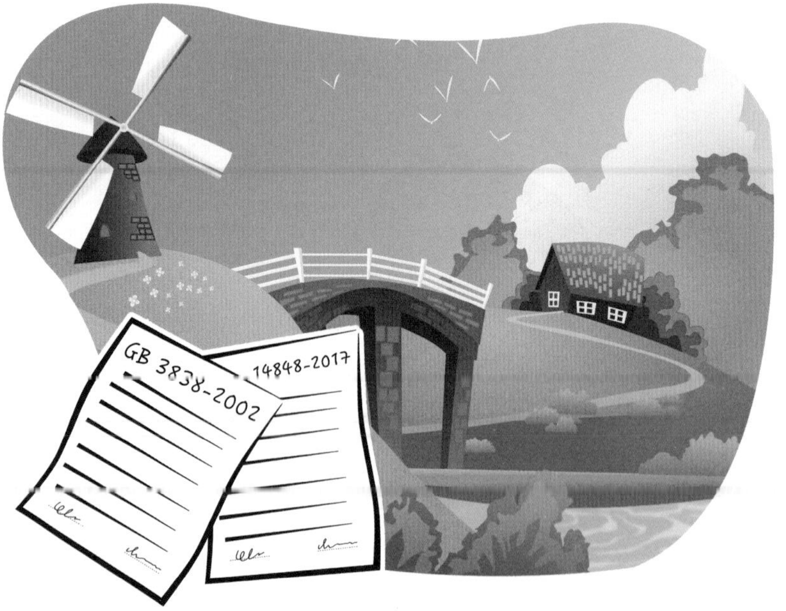

144

农村饮用水水源按类型可分为哪几类？

答： 农村饮用水水源具有点多、面广、量小、类型复杂等特点。主要分为地表水源、地下水源和其他类型水源。其中，地表水源主要包括河流、湖库、山溪、坑塘等；地下水源主要包括上层滞水、潜水、承压水、泉水等；其他类型水源包括水窖、水柜等。

根据日取水量供水人口，农村饮用水水源分为规模化饮用水水源（大于 1000m^3/d 或 10000 人）、小型集中式饮用水水源（20~1000m^3/d 或 200~10000 人）、分散式饮用水水源（小于 20m^3/d 或 200 人以下）三类。

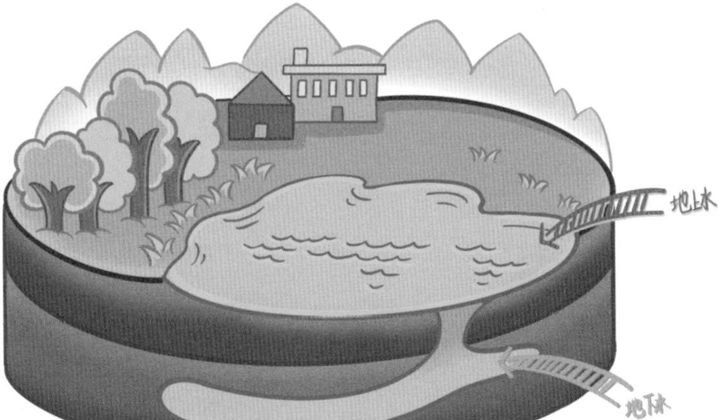

145

农村饮用水水源地选址需要满足什么要求？如何选用安全的饮用水水源？

答：农村饮用水水源地选址需满足以下原则：

（1）处于山区的农村应尽量选择山泉水或地势较高、水面清澈、水中有河沙卵石的河流或水库作为饮用水水源，可依据地势靠重力供水；处于平原地区的农村最好选用地下水作为饮用水水源，并尽可能选择集中供水，可将山泉水密闭引入水塔净化后饮用，以避免由于环境因素造成的污染，取水设施工程建设过程中要实施环境管理。

（2）以地下水为饮用水水源时应选择防污性好的地带，并按照地下水流向，将取水口建设在污染源及镇（乡）村的上游地区，并尽量靠近主要用水区域。

（3）连片供水水源优先选择深层地下水（替代承压水），根据当地地质结构确定取水深度。

（4）将地下潜水作为水源设置于村前房后的单户或多户水源井。根据当地水文地质条件确定打井深度，保证取水水量满足正常用水需求，水质满足饮用水水质要求。确保水井周围 30m 以内无废水、废渣、畜栏、垃圾堆、渗水粪池等污染源。井口加盖，井底用沙石铺严，井的上部 2~3m 有不透水井壁。①

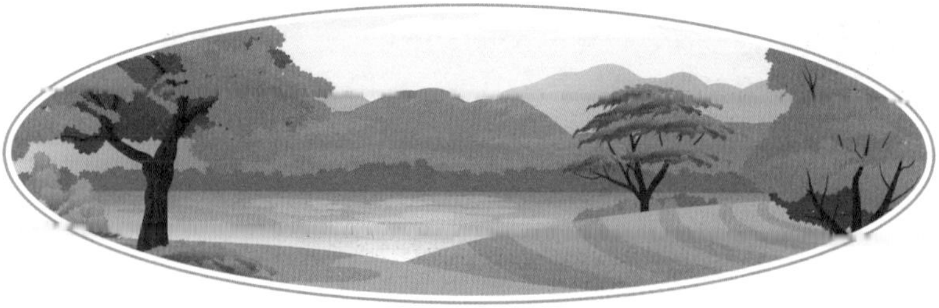

① 《农村饮用水水源地环境保护技术指南》（HJ 2032—2013）。

146

农村规模化（集中式）饮用水水源地保护区划定的要求和依据有哪些？农村规模化饮用水水源地保护区有几级？各级保护区有什么管理要求？

答：为加强集中式饮用水水源地环境保护和治理，降低饮用水水源污染风险，保障饮用水安全，2018 年新修订的《饮用水水源保护区划分技术规范》(HJ 338—2018)，针对集中式饮用水水源保护区的划分做出了规定，农村集中式饮用水水源保护区的划分可参照此规范划定。与城镇集中式饮用水源地一致，农村规模化饮用水水源地保护区也划分为一级保护区、二级保护区，必要时可设置准保护区。各级保护区的管理要与城镇集中式饮用水源地一致。

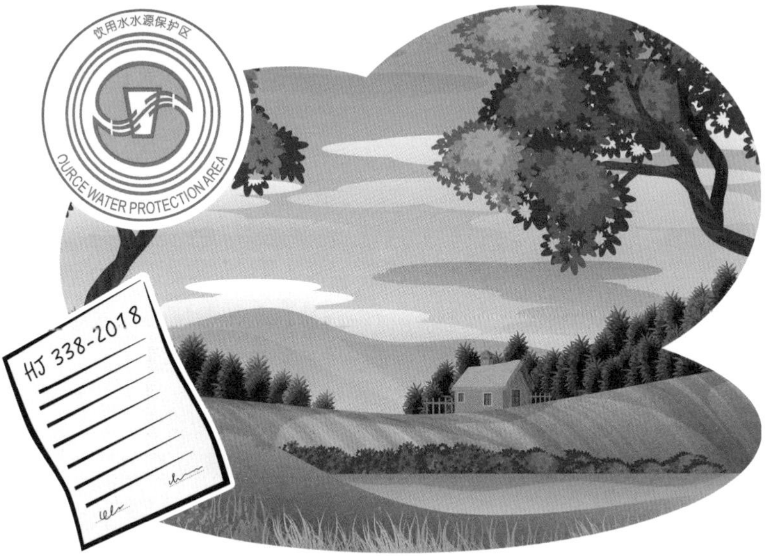

147

农村饮用水水源污染源可分为哪几类？

答：农村饮用水水源污染源主要可分为以下 5 类：

（1）农村生活污染源，包括沐浴、洗涤、粪便、厨房炊事及冲洗等产生的生活污水和生活垃圾，主要污染物为氮、磷、有机物、细菌、病毒、寄生虫卵等，一般不含有毒物质；

（2）农业种植污染源，主要为种植过程中农药、化肥施用产生的污染；

（3）农村养殖污染源，主要为畜禽养殖过程中产生的粪便（含养殖用药残留物）、污水、尸体、垫料及有害气体、粉尘、病原微生物等，可随大气扩散、沉降、雨水冲刷等造成的水体污染；

（4）乡镇企业污染源，由于乡镇企业具有数量多、分布广的特点，部分企业生产条件和环保设施相对落后，导致部分有害物质进入水体，会直接或间接地对地表水或地下水饮用水源造成危害；

（5）农村生态破坏造成的污染，主要为矿区开采、过度砍伐森林、兴修各类工程等，造成土地、植被等自然资源破坏，引发水源地周边的滚石、松散土、杂物等在降雨、径流或人类活动驱动下进入水体，进而对农村饮用水水源地安全产生潜在威胁。

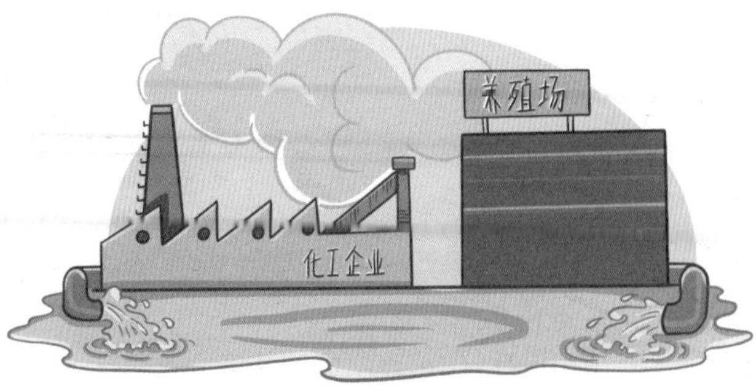

第九章

疫情期间饮用水安全防控措施篇

148

什么是介水传染病？常见的介水传染病有哪些？

答：介水传染病（water-borne disease）是指机体通过饮用或接触被病原体污染的水，或者食用被该种水污染的食物而传播的疾病，又称水性传染病[89]。介水传染病的流行特点是：水源或饮用水被某种病原体严重污染后，出现某种疾病暴发流行，短期内在同一供水区域内可出现大量症状类似的病人；若水源经常受到污染，则终年可出现病例；加强饮水的处理和消毒后，疾病流行可得到控制[90]。

介水传染病按病原体可分为三类：①由致病性细菌如霍乱弧菌、痢疾杆菌、伤寒杆菌、钩端螺旋体等引起的传染病；②由病毒如甲型与戊型肝炎病毒、轮状病毒、脊髓灰质炎病毒和腺病毒等引起的传染病；③由原虫和蠕虫如贾第鞭毛虫、溶组织阿米巴原虫、血吸虫等引起的传染病。

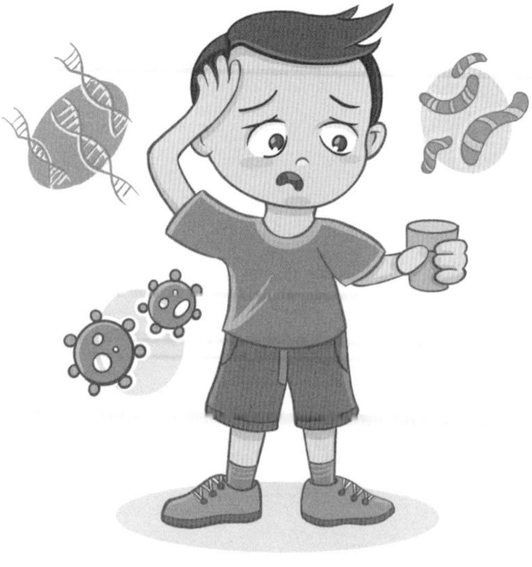

149

生物性病原体是如何通过水传播的？

答：当人在生产劳动或生活活动时与被病原体污染了的疫水接触后，病原体可侵入人体皮肤或黏膜而造成感染，如血吸虫病、钩端螺旋体病等透皮传染病；或者摄入被污染且未消毒的水源，而引起传染病流行，如甲型病毒性肝炎、霍乱、细菌性痢疾和伤寒等[91]。

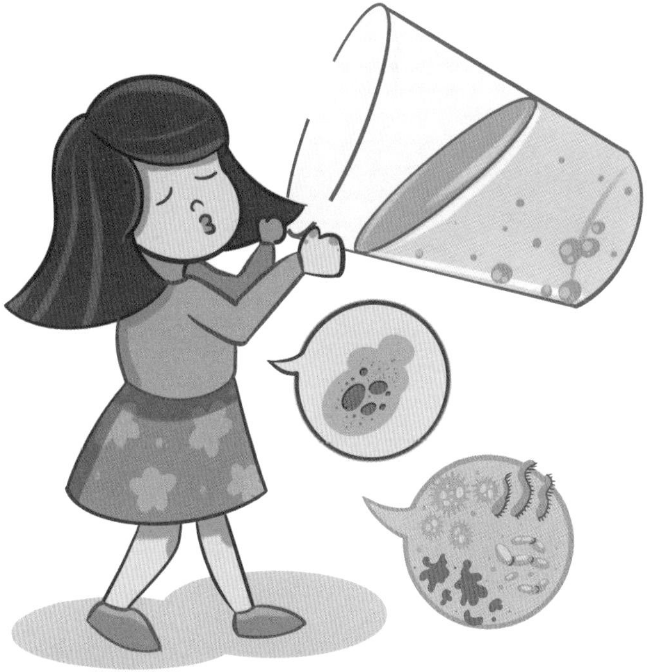

150
饮用水中可能存在的病毒有哪些？

答： 水中病原微生物主要包括细菌、病毒和原生动物（原虫和蠕虫）[92]。病毒主要包括肠道病毒、腺病毒、甲型肝炎病毒、诺如病毒、轮状病毒、星状病毒等[93-94]。根据世界卫生组织（WHO）《Guidelines for Drinking-Water Quality》第四版，饮用水中健康风险高的病毒包括肠道病毒、甲型肝炎病毒、戊肝病毒、轮状病毒、诺如病毒和札幌病毒等；健康风险适中的病毒包括腺病毒和星状病毒[95]。以肠道病毒为例：肠道病毒可分为柯萨奇病毒、艾柯病毒、脊髓灰质炎病毒和新型肠道病毒[96]。肠道病毒的主要传播途径包括人与人之间的接触传播。人感染肠道病毒后，轻者会发烧，严重者会出现心肌炎、脑炎、脊髓灰质炎等症状，新生儿感染甚至可能会导致多器官衰竭。

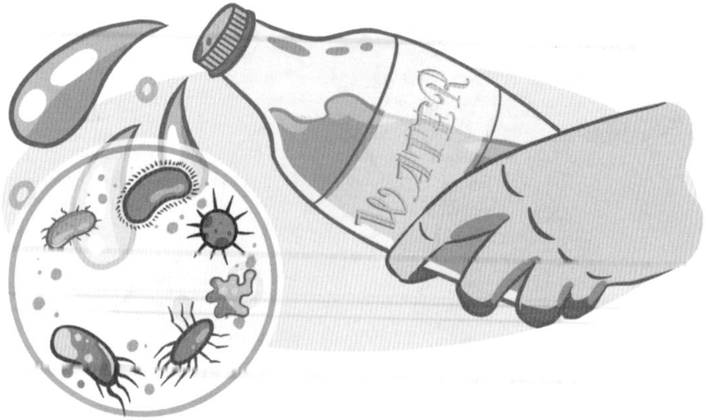

151 病毒在水中能存活多久？

答：病毒和细菌不同，水中的病毒不能通过继续复制来增加数量，只会在水中稀释、凝结和沉淀，所以病毒总数在水环境中随时间而减少。但病毒极易附着在悬浮细颗粒物中，颗粒物可为病毒提供营养，从而增加病毒的存活时间，并使其具有更高的传播能力。另外，当病毒进入环境中后会存活更长时间，比如病毒在水环境或者土壤中可存活数月[97]。

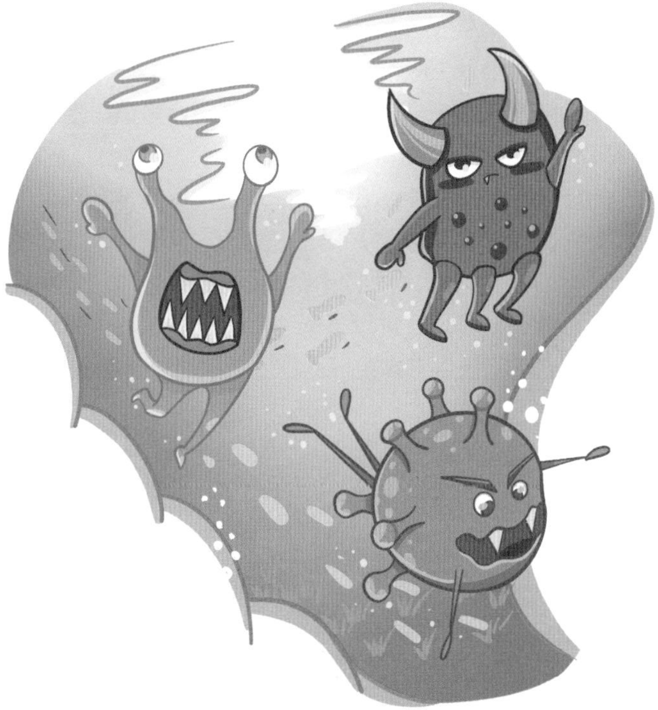

152

国内外饮用水标准对病原微生物有哪些要求？

答：世界卫生组织（WHO）《饮用水水质准则》第四版明确提出："无论在发达国家还是发展中国家，饮用水安全问题大多源于微生物污染，并将微生物问题列为首要问题"。

国内：我国《生活饮用水卫生标准》（GB 5749）特别重视对病原微生物指标的控制要求，明确指出"生活饮用水中不得含有病原微生物""生活饮用水应经消毒处理"，同时对 6 项微生物指标提出了限值要求：菌落总数≤100CFU/mL、贾第鞭毛虫＜1 个 /10L、隐孢子虫＜1 个 /10L，以及不得检出总大肠菌群、大肠埃希氏菌和耐热大肠菌群。

我国《生活饮用水卫生标准》（GB 5749）尚未对病毒的浓度做出限定，但我国的净水工艺中通常会用活性氯来消毒杀菌，这在一定程度上可以保障将病毒控制在最小范围内[95]。

国外：2011 年世界卫生组织出版的《饮用水水质准则》第四版中列出了可能的水源性病毒病原体并提及 SARS 冠状病毒，但对于包括病毒在内的各项微生物指标，并未给出明确的指导值，只是从健康影响、感染源、暴露途径等方面进行了阐述[93]。但是美国等部分国家还是做了相关要求。美国饮用水水质标准，一级标准中要求病毒的去除 / 灭活率不低于 99.99%[98]。

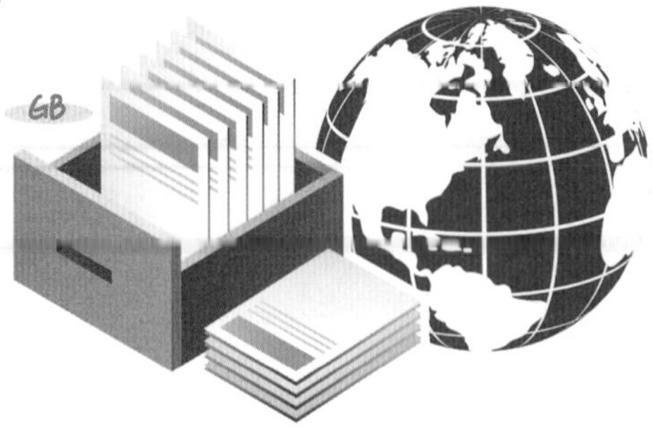

153

如何检测饮用水中的病毒？

答： 病毒在水中的浓度非常低，因而难以进行检测。常用的方法是将病毒进行浓缩富集，以达到检测要求。浓缩富集病毒后，需要对病毒进行培养以及测定，检测方法有细胞培养结合 PCR 方法、细胞培养法、分子生物学方法、免疫学方法、免疫技术结合分子生物学检测技术等[99]。目前检测病毒感染性最可靠且传统的检测方法是细胞培养法。但该方法需要特定的培养细胞，有些病毒需要培养较长时间，有些病毒则无法培养；例如星状病毒、轮状病毒等由于其特殊性，不能以这种方法进行检测，而诺瓦克病毒则无法进行细胞培养[100]。免疫学方法也是一种对于病毒比较有效的检测方法，能对特殊的脊髓型的灰质炎病毒、腺病毒以及轮状病毒进行检测。PCR 检测法的原理是在体外扩增特异性 DNA（或 RNA）片段，用杂交或者荧光检测来鉴定结果。该方法简便快速，但该方法仅能检测病毒的核酸，不足以表明病毒的感染性。细胞培养与 PCR 相结合的方法是细胞培养法的衍生，主要用于当传统的细胞培养法无法直接对不产生细胞病变作用的病毒进行检验的情况。

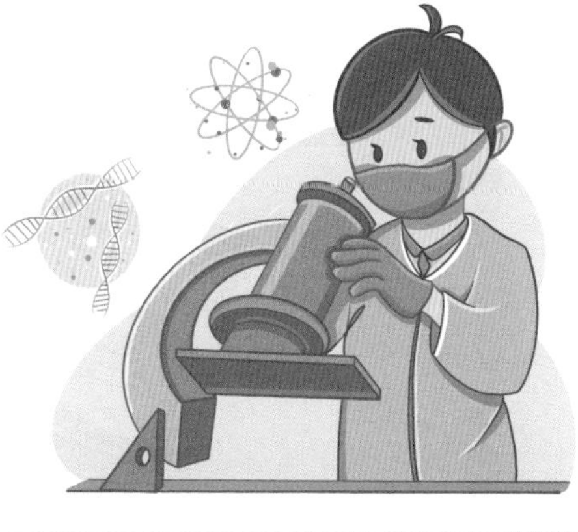

154

疫情期间，可以采取哪些措施来保障饮用水水源安全？

答：(1) 在水源地建立界标，竖立警示牌，建设隔离防护设施，控源截污，切断传播途径，加强水源地的水质监测和预警。

(2) 针对性地出台疫区和非疫区的饮用水水源保护区管控标准，明确不同类型、不同等级的饮用水水源保护区的管控要求[101]。

(3) 加强饮用水水源安全隐患排查和检查，强化日常巡查，并适时组建应急水源保护队伍。例如，水源保护区内或周边有交通穿越的，要加强对运输危险废物尤其是医疗废物车辆的管理；加大对机场、码头等重点场所污水收集处理和交通工具消毒的现场监督检查力度，严防污染事故的发生[102]。

(4) 相关部门可以通过微信等方式加强对公众的宣传引导，广泛开展饮用水水源地保护宣传教育。

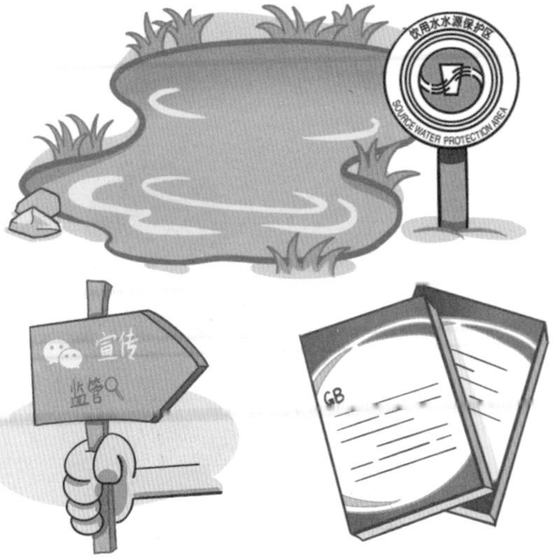

155

环境消毒剂进入水体的主要途径有哪些，会对水体产生影响吗？

答：环境消毒剂主要通过地表径流和市政排水管网进入水体。疫情期间，用消毒剂对道路、公共场所等进行大面积的喷洒消杀，残留的消毒剂可能会随地表径流进入水体或直接渗透到地下，造成水源污染。此外，疫情防控期间，居民家庭、企业以及医疗机构等场所的消毒频率提高，进入管网的生活污水和医疗废水所含消毒剂的含量也会增加。

疫情防控期间，公共场所和家庭多采用含氯消毒剂进行消毒（如 84 消毒液），其主要成分是次氯酸钠，有很好的消毒杀菌效果，但如果进入水体消毒剂的剂量太大，会与水中有机物等生成致癌物质，影响水生态[102]。

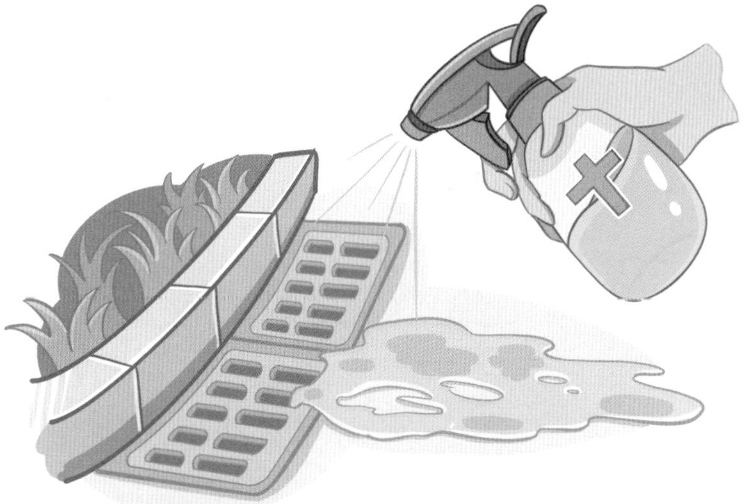

156

疫情期间，如何加强水质监测？

答：（1）加强饮用水水源水质监测：充分考虑区域内可能存在的生活垃圾、污水废水、排泄物等病原微生物传播途径，对土壤、浅层地下水、地表水和生态环境的污染风险，建议针对性开展疫区饮用水水源风险排查，加强饮用水水源安全防护与水质监测，特别是针对饮用水水源生物学指标等疫情防控特征水质指标的监测。

（2）加强消毒环节水质监测：在消毒环节加强控制，对已有的氯消毒工艺和紫外线消毒系统，建议分别增加在线余氯监测和紫外线在线剂量监测，实时保障系统达标稳定出水。

（3）加强饮水全过程水质监测：强化对水源、水厂、管网及末端等全过程水质的严密监测，加强对小区二次供水水箱、居民末端水龙头的出水水质检测，并逐步形成常态化机制[103]。

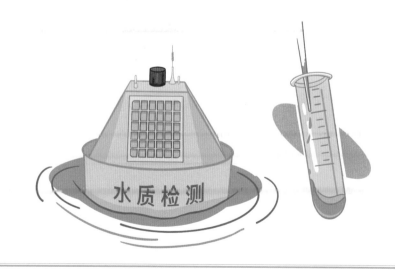

157

疫情期间，城镇供水管网可以采取哪些措施保障饮用水安全?

答:（1）保证输配水管网系统运行的连续性：及时进行管网漏损观测、检查和维护，避免因破损、渗漏导致管网水质受到污染[103]。

（2）保证输配水管网系统运行的稳定性：加强对管网系统运行压力的检测，及时做好调整，避免发生压力突变、水量突变甚至突然停水等状况，降低管网故障率，减少管网事故的发生。

（3）保证输配水管网系统运行的安全性：加强管线巡查工作，保证工作人员、车辆、工具材料的准备到位，保障及时维修。

（4）保障末端供水余氯：保障医疗、防疫等重点用水单位的供水安全，加强管网末梢余氯量监测。

（5）加强公众宣传引导：若发现管道破损、渗漏等，公众可积极向有关部门反映，提高应急抢修处理效率。

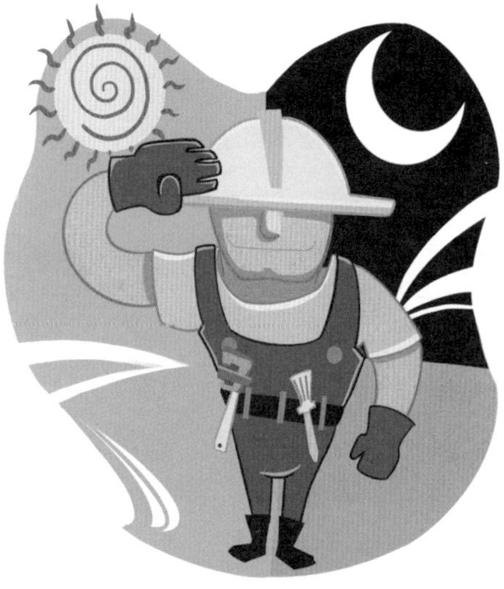

158

疫情期间，在进行城市给排水管网抢修作业时，可采取哪些防护措施？

答：应急抢险工作应取得单位批准，相关作业人员应做好如下防护措施[104]：

（1）严重冒溢、管道塌陷等事故现场，应及时设置路障和围栏。

（2）应急抢险作业前，对施工现场及周边区域进行喷雾消毒。施工过程中对表面可能沾染污水、污泥的区域和施工设备进行喷雾消毒。

（3）应急抢险作业以机械、水力为主，非特殊情况不组织人工下井作业；必须组织人工下井作业时，作业人员可使用满足下井作业防护标准的供压缩空气的隔离式防护面具、手套，最好穿戴防护服或连体防水衣；抢修过程中如发现防护用具破损或泥水飞溅到皮肤表面，立即停止作业并使用75%医用酒精对可能接触的身体部位进行消毒。

（4）应急抢险或施工作业完成后，对作业人员衣物、作业车辆、用具和周边可能存在污水或污泥污染的区域进行消毒。

（5）对应急事故处理期间产生的垃圾、污泥进行喷雾消毒，并使用车辆安全运输到符合相关规定的处置场所进行处置；应急作业人员使用的一次性个人防护用具应收集和运送到符合规定的场所予以处置，严禁直接丢弃在周边垃圾桶内。①

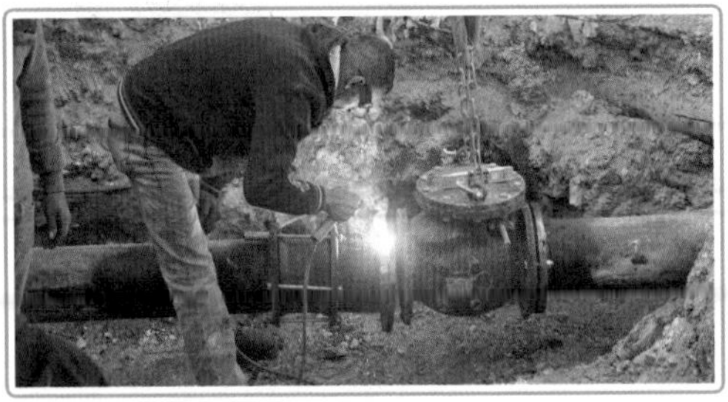

① 《重大疫情期间城市排水与污水处理系统运行管理指南》

159

疫情期间，现有的水处理工艺如何保障水质安全？

答：(1) 控制浊度：我国以地表水为水源的自来水厂采用“混凝—沉淀—过滤—消毒”的常规处理工艺，该工艺可在一定程度上去除水体中的病毒。此外，由于构成浊度的物质（如细菌、真菌、蛋白质、腐殖质、藻土等），对水中的病毒具有一定的吸附作用，间接保护病毒，使其在高浊度水中的存活时间更长。因此，为去除病原体、保障饮用水安全，控制饮用水低浊度具有重要意义[92]。我国现行的《生活饮用水卫生标准》(GB 5749) 规定的末梢水浊度不超过 1NTU，水厂现行水处理工艺一般将出厂水的浊度控制在 0.5NTU 或更低（如 0.3NTU)。

(2) 强化消毒：消毒是饮用水处理中的最后环节，也是致病微生物去除的关键。我国现行的《生活饮用水卫生标准》(GB 5749) 中对消毒剂种类、接触时间、出厂水高低限量、末梢水中余量均有明确要求，只要保证水厂处理工艺和设施正常运行，确保足够的消毒剂浓度和接触时间 (CT 值)，饮用水充分消毒效果就能够实现。

因此，疫情期间，有效控制出厂水浊度，保证管网余氯含量，才能保障居民水质安全。

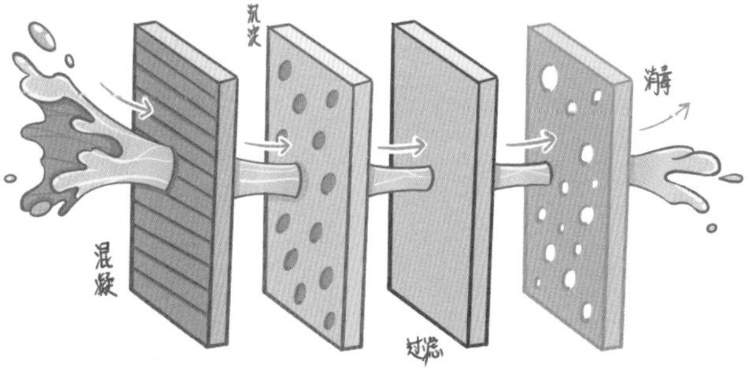

160

疫情期间，自来水厂加大氯含量消毒，居民饮水是否安全？

答：在疫情期间，为确保自来水水质安全，自来水厂通常会加强消毒，通过增大加氯量以保证出水的生物安全性，但余量均控制在国家允许范围之内（出水中游离氯限值为 4mg/L，出水中余氯含量≥ 0.3mg/L），各水厂的出水均符合国家生活饮用水卫生标准，居民可以安全饮水。

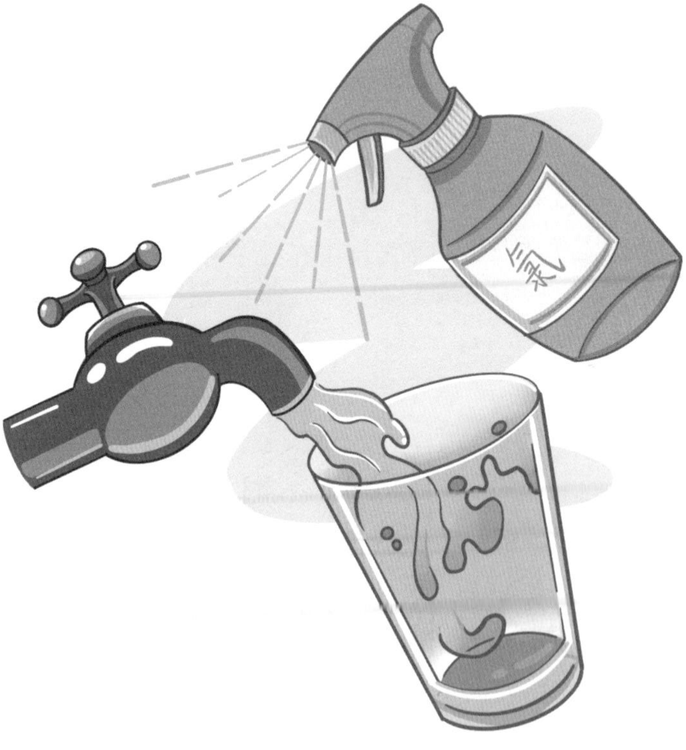

161

疫情期间，家庭和个人可以采取哪些措施加强饮水和用水安全？

答：(1) 建议居民喝开水、不吃生冷食物，以降低潜在传播风险。

(2) 净水器要经常清洗内腔，及时更换滤膜（或滤芯），避免微生物的滋生。

(3) 瓶装水和桶装水开瓶后宜尽快喝完。

(4) 平常野外活动时，不用不安全的水洗漱，谨防病原微生物通过皮肤黏膜伤口等侵入机体。

(5) 告诫孩子不在污浊的水体中游泳、玩耍，避免呛水导致吞咽或吸入致病微生物。

(6) 景观喷泉水最好远观，不要嬉戏于其中，防止不洁气溶胶的吸入。

(7) 洪涝灾害发生时，尽量做好防护，尽量避免皮肤创伤，尽量减少与污水直接接触的机会。在曾经有血吸虫病、钩端螺旋体病等发生过的地区，更加需要注意。

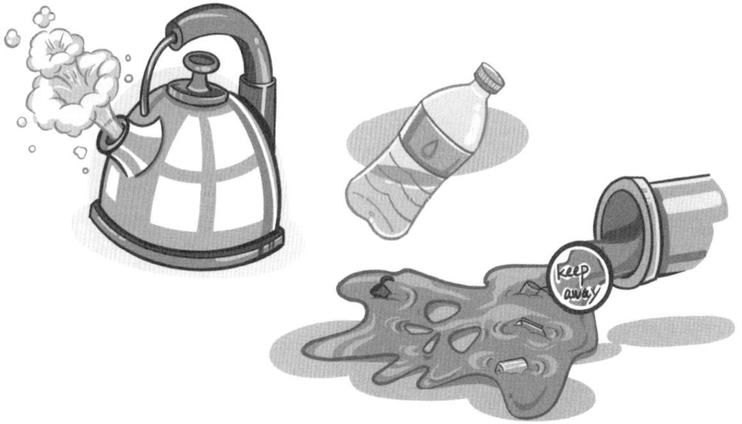

162

疫情期间，建筑给水系统的风险防控措施有哪些？

答：（1）对出现水质不合格的给水系统，应立即排查污染原因，并对管道系统进行冲洗消毒。

（2）应加强对水池（箱）的清洗消毒，消毒后应对水池（箱）的水质（包括色度、浊度、臭味、肉眼可见物、pH、总大肠菌群、菌落总数、余氯等指标）进行检测。在新建、改建的二次供水泵房边，可设置水质在线监测设备，对浊度、pH及余氯等项目实时监测。

（3）可对终端龙头处的水质进行水质检测，确保供水水质安全。

（4）医院等特殊场所的生活饮用水管道的材质可使用抑菌的材料，如铜管、纳米不锈钢管、纳米塑料管（纳米PPR）等。[105]

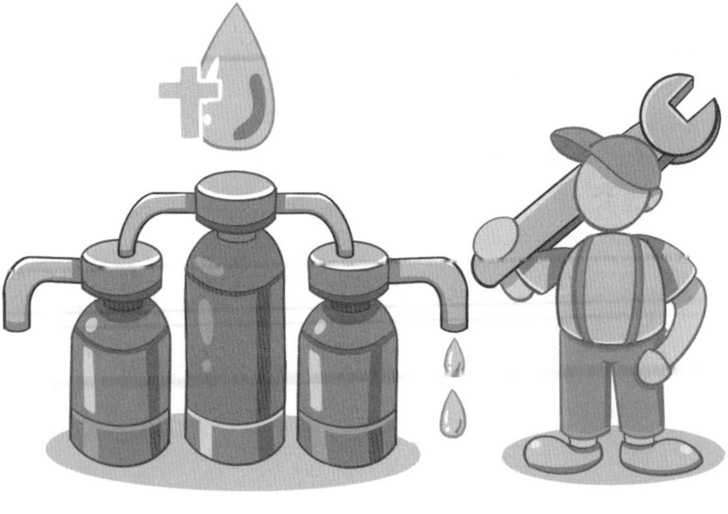

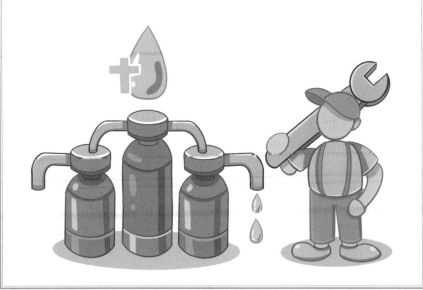

163

疫情期间，再生水供水保障措施有哪些？

答：(1) 再生水厂应确保再生处理工艺（包括预处理、生物处理、深度处理等工艺）正常运行的同时，强化末端协同消毒工艺的优化运行。

(2) 再生水厂要严格控制出水浊度，低浊度可以保障后端消毒工艺对病原微生物的灭活效果。

(3) 再生水厂应将水质监测与协同消毒工艺运行调控相结合，以保障消毒工艺体系对病原微生物的控制效果；同时加大再生水余氯监测频次，确保水环境生态安全。

(4) 对于使用市政再生水作为建筑中水水源的建筑，应密切关注来水水质，必要时应关闭市政再生水来水，以自来水替代。杜绝再生水与饮用水管道错接，避免再生水对饮用水的污染，防止再生水的误饮、误用。

(5) 设有雨水收集回用系统的建筑物，如果雨水用于绿化浇洒、道路冲洗、观赏性水景等非与人接触的用途，在疫情防控期间，建议增加消毒环节。[105]

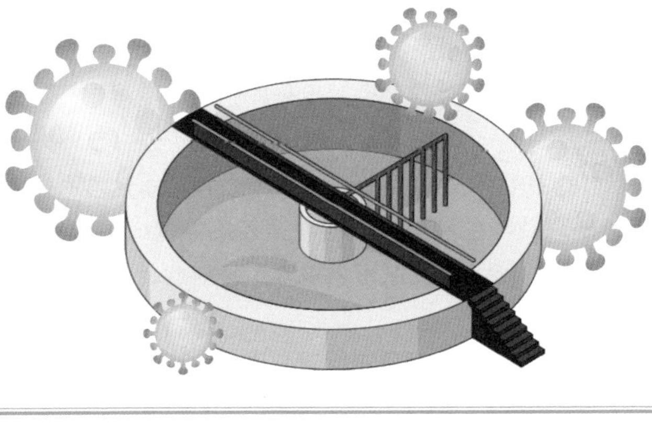

164

疫情期间，为保障饮用水安全还有哪些风险防控措施？

答：1. 医疗废水：医疗废水中除含有大量细菌、病毒、虫卵等病原体外，还含有化学药剂和放射性同位素，直接排放会污染水和土壤，引发各种疾病，或导致介水传染病的爆发流行[106]。因此，可采取以下措施保障饮用水安全。

（1）定点医疗机构和相关单位要加强管理，严格执行《医疗机构水污染物排放标准》（GB 18466—2005）等，加强杀菌消毒，不得将各种传染性废物、化学废液弃置和倾倒排入下水道，严防污染扩散。建设污水处理设施的定点医疗机构，应严格执行《医疗机构水污染物排放标准》（GB 18466—2005）和《城镇污水处理厂污染物排放标准》（GB 18918—2002）等，参照《医院污水处理技术指南》（环发〔2003〕197 号）、《医院污水处理工程技术规范》（HJ 2029—2013）等，强化工艺控制和运行管理，采取有效措施，确保达标排放；

（2）对于无污水处理设施的定点医疗机构，应参照上述指南和规范等，因地制宜建设临时性污水处理罐（箱），严禁排放未经消毒处理或未达标的医疗污水。对隔离区的外排粪便和污水进行杀菌消毒，不得将各种传染性废物、化学废液弃置和倾倒排入下水道；

（3）对于产生的污水根据不同情形选择适用的消毒剂种类和消毒方式，保证消毒效果；对剩余污泥也采取必要的消毒措施，防止病毒扩散。

2. 城市排水和污水处理系统：城市排水和污水处理系统是由生活污水收集、处理及再生利用、污泥处理装置等构成的市政基础设施，若发生污水冒溢可能会危及城市供水安全。对此，可采取以下措施保障饮用水安全[104]。

（1）排水管网：① 做好巡查维护，确保化粪池井盖、窨井盖等完好齐全；暂停常规管道清淤、管道修复、化粪池和检查井清掏等接触风险较高的作业，确保作业人员安全；② 关注管网水量和水位变化，及时调整运行参数；关注臭气散发严重管段，及时排除管网污水冒溢等事故；③ 保持排水管网低水位运行，确保定点医疗机构、集中隔离区和疫情小区周边的排水管道畅通；保证事故应急抢险期间重点地区排水畅通；④ 加强合流制排水管网溢流口的管控，可在溢流口附近设置警示或绕行标志，提醒行人不得在附近逗留，避免公众直接接触。

（2）污水处理厂：① 充分利用在线监测仪表、设备监控系统、视频监控系统和中控系统等的远程监控和故障诊断功能，及时发现设备故障和工艺运行问题，保障污水处理厂正常稳定运行；② 关注进水余氯值或反映消毒剂影响的指标，分析进水余氯变化对污水处理厂运行的潜在影响；③ 使用氯消毒的污水处理厂宜优化含氯消毒剂投加量，在保证消毒效果的同时，降低出水余氯对水生态安全的影响；④ 加强作业区域（特别是封闭区域、有限空间）的通风和消毒，做好各类泥水飞溅的防护措施，有效防范从业人员的接触或吸入暴露风险；⑤ 加强栅渣、沉沙、污泥的处理、储存和运输过程的管控。

（3）建筑小区排水系统：加强小区排水系统排查、管理、风险控制和宣传，如家庭排水管水封是否正常，小区化粪池安全管理等[107]。

3. 村镇排水和污水处理系统。村镇地区存在污水组织管理较为分散，管理水平较低，工艺种类多，运行管理人员防护认识较低，村镇居民自我防护和健康卫生意识不高等问题。对此，除前述提到的措施外还可从以下几个方面加强防控措施[108]。

（1）做好污水收集范围内信息互通，发现疫情时，除向主管部门上报外，污水收集和处理系统应减少人员接触，加强消毒，厂区尽量采用远程巡检，暂停排泥，加强水厂人员防护等。

（2）确保污水站正常运行，特别是消毒系统的正常运行，必要时可增加应急消毒设备或投加药剂。

（3）针对采用人工湿地、人工快渗等暴露风险较高的工艺污水站，可降低维护频次或加强人员防护后进场操作，采用一体化设备的村镇，可远程巡检。

（4）减少出水灌溉、回田、入塘；减少或停止污泥处理。[①]

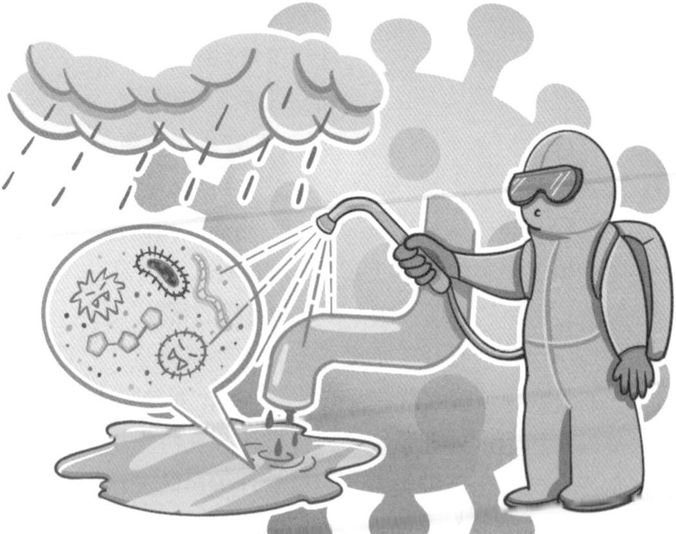

① 《重大疫情期间城市排水与污水处理系统运行管理指南》

附表

饮用水水质非常规指标超标引起的潜在健康效应一览表

水质指标	限值	超标饮用的潜在健康效应	饮用水中污染物来源
1. 微生物指标			
贾第鞭毛虫（个/10L）	<1	短期暴露会引起以消化疾病为临床表现的人体寄生虫病	人和动物粪便
隐孢子虫（个/10L）	<1	短期暴露会引起以消化疾病为主要临床表现的人畜共患性原虫病	人和动物粪便
2. 毒理指标			
锑（mg/L）	0.005	经吸入暴露具有致肺部癌症可能性。IARC 将其列为第 2B 组（对人类可能是致癌物）	石油冶炼排放；阻燃剂，制陶业，电子工业等排放。饮用水中最常见的是金属管件和设备中的溶出。
钡（mg/L）	0.7	升高血压	钻井废物排放；金属冶炼排放；自然矿床侵蚀
铍（mg/L）	0.002	存积于骨骼，可致癌。IARC 将其列为第A1 组（对人类是致癌物）	金属冶炼和燃煤工厂排放；电气、航空航天、国防工业排放
硼（mg/L）	0.5	影响生殖系统发育	地下水中硼来自岩石和土壤的渗出，而地面水中的硼常常来自于的排放污水
钼（mg/L）	0.07	对人体健康影响证据较少 行分类）	含钼矿废水污染，生产特种钢材或特殊钢材的废水
1,1,1-三氯乙烷（mg/L）	2	肝脏、神经系统、血液系统损害	金属脱脂厂或其他工厂排放
三氯乙酸（mg/L）	0.1	IARC 将其列为第 3 组致癌物（无法对其致癌性进行分类）	氯化消毒副产物
三氯乙醛（mg/L）	0.01	IARC 将其列为第 3 组致癌物（现有的证据不能对人类致癌性进行分类）	氯化消毒副产物
2,4,6-三氯酚（mg/L）	0.2	IARC 将其列为第 2B 组致癌物（对人类可能是致癌物）	氯化消毒副产物
三溴甲烷（mg/L）	0.1	IARC 将其列为第 3 组致癌物（现有的证据不能对人类致癌性进行分类）	氯化消毒副产物
七氯（mg/L）	0.0004	肝脏损害，增加癌症风险	含农药废水径流
马拉硫磷（mg/L）	0.25	低毒	含农药废水径流
五氯酚（mg/L）	0.009	肝脏、肾脏损害。增加癌症风险	木材防腐厂排放
六六六（总量）(mg/L）	0.005	神经、消化、呼吸、循环系统损害	含农药废水径流
六氯苯（mg/L）	0.001	肝脏、肾脏、生殖系统损害。增加癌症风险	金属精炼厂和农用化学品厂排放
乐果（mg/L）	0.08	抑制胆碱酯酶、刺激皮肤	含农药废水径流
对硫磷（mg/L）	0.003	通常情况下饮用水中存在的对硫磷不大可能对人体健康造成危害	环境中对硫磷被表层土壤强烈吸附，不大会被大量冲刷掉。对硫磷在地表水中约保持 1 周就会消失。
灭草松（mg/L）	0.3	尚无法证明灭草松有致癌性	除草剂径流
甲基对硫磷（mg/L）	0.02	饮用水中存在的甲基对硫磷在通常情况下不大可能对人体健康构成危害	杀虫剂径流
百菌清（mg/L）	0.01	对人体健康影响数据较少	农药径流
呋喃丹（mg/L）	0.007	抑制胆碱酯酶活性	农药径流
林丹（mg/L）	0.002	不具有使人致癌的危险	含农药废水径流
毒死蜱（mg/L）	0.03	抑制胆碱脂酶活性是主要的毒性表现	含农药废水径流
草甘膦（mg/L）	0.7	肾脏和生殖系统损害	除草剂径流
敌敌畏（mg/L）	0.001	对人可能致癌，列为 1B 组	含农药废水径流
莠去津（mg/L）	0.002	循环系统、生殖系统损害	除草剂径流
溴氰菊酯（mg/L）	0.02	尚未发现有致突变性、致癌性和致畸性	含农药废水径流
2,4-滴（mg/L）	0.03	肾脏、肝脏或肾脏上腺损害	除草剂径流
滴滴涕（mg/L）	0.001	IARC 将其列为第 2B 组（对人类可能是致癌物）	含农药废水径流
乙苯（mg/L）	0.3	肝脏或肾脏损害	炼油厂排放
二甲苯（总量）(mg/L）	0.5	神经系统损害	石油工厂、化学品工厂排放
1,1-二氯乙烯（mg/L）	0.03	肝脏损害	化工厂排放
1,2-二氯乙烯（mg/L）	0.05	肝脏损害	工业化学品厂排放

附表

1,2-二氯苯（mg/L）	1	肝脏、肾脏或循环系统损害	工业化学品厂排放
1,4-二氯苯（mg/L）	0.3	肝脏、肾脏、脾脏、血液系统损害	工业化学品厂排放
三氯乙烯（mg/L）	0.07	肝脏损害，增加癌症风险	金属脱酯或其它工厂排放
三氯苯（总量）(mg/L)	0.02	肾脏上腺损害	纺织整理厂排放
六氯丁二烯（mg/L）	0.0006	IARC 将其列入第 3 组现有的证据不能对人类致癌性进行分类）	氯气生产过程中的溶剂，农药废水径流，橡胶厂排放
丙烯酰胺（mg/L）	0.0005	神经系统及血液系统损害，增加致癌风险	在污泥或废水处理过程中加入水中
四氯乙烯（mg/L）	0.04	肝脏损害，增加癌症风险	工厂或干洗店排放
甲苯（mg/L）	0.7	神经系统、肾脏或肝脏损害	石油工厂排放
邻苯二甲酸二（2-乙基己基）酯（mg/L）	0.008	肝脏、生殖系统损害，增加癌症风险	橡胶和化学品厂排放
环氧氯丙烷（mg/L）	0.0004	消化系统损害、增加癌症风险	化工厂排放，水处理剂的杂质
苯（mg/L）	0.01	贫血、血小板减少、增加癌症风险	工厂排放，天然气存储罐和垃圾填埋场浸出
苯乙烯（mg/L）	0.02	肝脏、肾脏或血液循环系统损害	橡胶和塑料工厂排放，垃圾填埋场浸出
苯并（a）芘（mg/L）	0.00001	生育系统损害，增加癌症风险	储水罐和配水管道内衬浸出
氯乙烯（mg/L）	0.005	增加癌症风险	PVC 管道浸出；塑料工厂排放
氯苯（mg/L）	0.3	肝脏或肾脏损害	化学品和农用化学品工厂排放
微囊藻毒素-LR（mg/L）	0.001	肝脏损害，增加癌症风险，IARC 将其列为第 2B 组（对人类可能是致癌物）	藻污染，水华
3. 感官性状和一般化学指标			
氨氮（以 N 计）(mg/L)	0.5	与健康影响没有直接关联	水中的氨是水可能受细菌、污水和动物排泄物污染的指示剂
硫化物（mg/L）	0.02	感官影响，具有难以接受的味道	工业废水排放
钠（mg/L）	200	饮用水中钠与健康影响没有直接关联	某些水软化剂的使用

参考文献

[1] 孟晶晶 . 普格县则木河流域地下水水质安全性研究 [D]. 成都：成都理工大学，2018.

[2] 蒋莉蓉 . 家用净水器技术与其展望 [J]. 中山大学研究生学刊（自然科学医学版），2016（1）：25-34.

[3] 谈立峰，褚苏春，惠高云，等 .1996—2015 年全国生活饮用水污染事件初步分析 [J]. 环境与健康杂志，2018，035（009）：827-830.

[4] 王斌，邓述波，黄俊，等 . 我国新兴污染物环境风险评价与控制研究进展 [J]. 环境化学，2013（007）：1129-1136.

[5] 詹鸿峰，王华生，潘禹，等 . 可见光 TiO_2 光催化降解微囊藻毒素的研究进展 [J]. 环境科学与技术，2019，42（09）：81-87.

[6] 佚名 . 城市供水水质管理规定 [J]. 中华人民共和国国务院公报，2008（3）.

[7] 许健 . 城市供水行业管理问题及其解决对策 [D]. 苏州：苏州大学，2014.

[8] 徐孟进，贾瑞宝 . 饮用水水质监测预警技术研究进展 [J]. 城镇供水，2014，000（003）：46-49，69.

[9] 耿冰 . 城乡供水管网水力水质模型研究 [D]. 南京：东南大学，2016.

[10] 张迎霞 . 面向水质监测的鱼类行为异常识别方法研究 [D]. 杭州：浙江工业大学 .

[11] 倪芳 . 在线监测不同污染物对鱼类运动行为的影响 [D]. 大连：大连理工大学，2015.

[12] 黄传沛 . 试论遥感技术在资源环境监测中的运用 [J]. 大科技，2013（19）：370-371.

[13] 邢立遒，刘洪波 . 智慧水厂的大数据管理技术及应用前景浅析 [J]. 中国管理信息化，2015（12）：48.

[14] 曾小磊，蔡云龙，陈国光，等 . 臭味感官分析法在饮用水测定中的应用 [J]. 给水排水，2011，037（003）：14-18.

[15] 刘红 . 山东省城市饮用水供水安全管理现状及对策研究 [D]. 济南：山东大学，2017.

[16] 常浩宇 . 水质分析在矿井突水水源判别中的应用 [D]. 廊坊：华北科技学院，

参考文献

2018.

[17] 中国食品工业协会 . 食品安全保障技术 [M]. 北京：中国商业出版社，2008.

[18] 汤颖，邓文英 . 饮用水源地突发性水污染事故预警应急体系研究 [J]. 广东化工，2013，40（017）：162-164.

[19] 张旭辉 . 联邦德国水质标准简介 [J]. 环境科学动态，1987（5）：12-18.

[20] 李福志，张晓健，王占生 . 健康饮水的水质指标体系探讨 [J]. 环境与健康杂志，2002，19（5）：407-408.

[21] 李煜新 . 浅谈市政给排水管道布置设计及技术措施 [J]. 科技创业家，2014（02）：141.

[22] 黄海泉 . 浅谈市政给排水管道布置设计及技术措施 [J]. 江西建材，2016（16）：31.

[23] 赵洪宾，孟庆海，袁一星，等 . 给水管道内的沉积锈蚀对水质及通水能力的影响——试验研究阶段报告 [J]. 哈尔滨建筑工程学院学报，1984（4）：78-84.

[24] 蓝屏 . 聊一聊千滚水与隔夜水 [J]. 江苏卫生保健，2018，No.247（08）：45.

[25] 陈影，肖艳杰，柳晓琳 . 饮用水煮沸后放置不同时间亚硝酸盐和硝酸盐含量变化 [J]. 锦州医科大学学报，2018，39（06）：75-77.

[26] 张美娟，宋文青，杨雪颐，等 . 关于千滚水中亚硝酸盐含量的研究 [J]. 课程教育研究，2016（008）：167-168.

[27] 李鸿林 . 自来水水垢，到底会不会危害人体健康 [J]. 自我保健，2013（8）：4.

[28] 刘文君，王小任，舒为群，等 . 人体所需必要元素与饮水健康 [J]. 给水排水，2017，43（010）：9-12.

[29] 林楠 . 一方水土养一方人 [J]. 健康博览，2000（11）：9.

[30] 黄义雅，陆付耳，董慧 . 肠道菌群失调与生物钟紊乱的相关性 [J]. 中国病理生理杂志，2015，31（5）：950-955.

[31] 孙剑虹 . 不同常见饮用水的对比分析研究 [J]. 化工管理，2019（22）：86-

参考文献

87.

[32] 李振东 . 城镇供水排水水质监测管理 [M]. 北京：中国建筑工业出版社，2009.

[33] 中国食品发酵工业研究院，中国疾病预防控制中心环境与健康相关产品安全所，中国地质环境监测院，等 . 饮用天然矿泉水：GB 8537—2008[S]. 北京：中华人民共和国国家质量监督检验检疫总局，中国国家标准化管理委员会 .2008，pp.12.

[34] 桑若杰 . 婴幼儿饮水学问大 [N]. 中国食品报，2017-03-28（006）.

[35] 李明珍，陈带，苏雯，等 . 瓶装水中的塑料污染及其含量研究综述 [J]. 内江科技，2019（6）：41-42.

[36] 何少林 . 住宅给水排水新技术研究 [D]. 重庆：重庆大学，2002.

[37] 黄吉城，戴昌芳，邓峰，等 . 电解氧化水在瓶装饮用纯净水生产过程中消毒效果研究 [J]. 中国食品卫生杂志，2001，13（1）：9.

[38] 耿丽娟，王得蓉，于宏兵，等 .PET 塑料包装行业清洁生产审核实践 [J]. 环境工程，2014（04）：144-147.

[39] 轻工业塑料加工应用研究所，中国塑料加工工业协会，佛山塑料集团股份有限公司，等 . 塑料制品的标志：GB/T 16288—2008[S]. 北京：中华人民共和国国家质量监督检验检疫总局，中国国家标准化管理委员会 .2008：16.

[40] 方舟子 . 富氧水和富氢水能保健吗 [J]. 科学世界（9 期）：104-105.

[41] 张翠连 . 大鼠动脉粥样硬化模型的制备和富氢水对动脉粥样硬化防治作用的研究 [D]. 石家庄：河北医科大学，2014.

[42] 李爱春 . 富氢水对骨骼肌运动性氧化应激损伤与选择性抗氧化作用机制研究 [D]. 苏州：苏州大学 .

[43] 秦秀军，安全，张伟，等 . 富氢水制备及保存方法的初步研究 [J]. 癌变·畸变·突变，2013，25（6）：457-460.

[44] 胡和晶 . 饮水氯素消毒为什么要测定余氯 [J]. 人民军医，1979（09）：44-45.

参考文献

[45] 凌绍森 . 饮用水中的余氯与生活 [J]. 军队卫生，1985（04）：68-72.

[46] 程毅，黄剑明，徐廷国，等 . 控制配水管网供水水质防污染的技术进展 [J]. 中国建设信息（水工业市场），2011（01）：50-53.

[47] 徐春节 . 关于自来水管道内腐蚀对管网水质的影响分析 [J]. 黑龙江科技信息，2015（004）：32.

[48] 张佩 . 自来水管网突发水质污染的综合应对及方法分析 [J]. 供水技术，2017，11（3）：57-60.

[49] 刘宗玥,周全,李宗鑫 . 我国管道直饮水工程发展思考和建议 [J]. 中国水利，2019（15）：50-51.

[50] 陈曦，廖万雍，丁鹤 . 梯次推进成都市管道直饮水试点的几点建议 [J]. 中国水利，2018（3）：53-55.

[51] 刘建成 . 家用净水器对生活饮用水进行过滤效果分析 [J]. 中国卫生标准管理，2019，10（09）：40-42.

[52] 杨琳娜 . 家用活性炭净水器对饮用水中有机物深度净化性能研究 [D]. 上海：上海师范大学 .

[53] 秦超凡，吴自成 . 膜分离技术在家用净水机中的应用 [J]. 科技创新导报，2018，000（008）：129-130.

[54] 龚道孝 . 中国城市饮用水安全监管研究 [D]. 杭州：浙江财经大学，2020.

[55] 张瑞娜，曾彤，赵由才 . 饮用水安全与人们的生活 [M]. 北京：冶金工业出版社，2012.

[56] 沙健，朱倩，朱兴旺，等 . 国外饮用水管理体系研究及我国饮用水水源地水质标准完善建议 [C]. 武汉：中国环境科学学会学术年会，2009.

[57] 唐娟,郭少青 . 英国城市水务立法百年历程及经验发现 [J]. 深圳大学学报(人文社会科学版)，2019，36（06）：134-144.

[58] 魏雨晴，潘志瑞，付晓瑞 . 英格兰饮用水水质：出厂水、输配水与龙头水 [J]. 净水技术，2019，38（08）：8-11+16.

[59] 刘则华，佘沛阳，韦雪柠，等 . 日本最新饮用水水质标准及启示 [J]. 中国给水排水，2016，32（08）：8-10.

参考文献

[60] 何义亮，陈奕涵，彭颖红 . 新加坡的水资源开发与保护对上海的启示 [J]. 净水技术，2018，37（04）：1-7.

[61] 张玉先 . 给水工程 [M]. 北京：中国建筑工业出版社，2011.

[62] 李贵宝 . 饮水安全知识问答 [M]. 北京：中国标准出版社，2009.

[63] 饮用水水源保护区污染防治管理规定，铁路环保法规汇编，2013.

[64] 李圭白 . 饮用水安全问题及净水技术发展 [J]. 中国工程科学，2012，14（07）：20-23.

[65] 李圭白，梁恒 . 创新与我国城市饮用水净化技术发展 [J]. 给水排水，2015，v.51;No.409（11）：1-7.

[66] 黄磊，唐琪玮，黄思远，等 . 臭氧氧化技术及其在水处理领域的发展 [J]. 净水技术，2018，37（S1）：106-112.

[67] 金政华，赵萌 . 活性炭技术在饮用水深度处理中的应用研究进展 [J]. 化学与生物工程，2011，28（10）：16-20，38.

[68] 欧阳果仔，李新冬，包亚晴，等 . 膜分离技术处理离子型稀土冶炼废水研究进展 [J]. 现代化工，2020，40（08）：26-30.

[69] 杨凌肖，王琼，刘治君，等 . 光催化氧化去除水源水低浓度有机物的应用研究进展 [J]. 化工进展，2017，36（S1）：469-475.

[70] 张金松，卢小艳 . 饮用水消毒工艺及副产物控制技术发展 [J]. 给水排水，2016，52（09）：1-3.

[71] 邹华生，吕雪营 . 饮用水消毒技术的研究进展 [J]. 工业水处理，2016（6）：17-21.

[72] 罗凡，董滨，何群彪 . 饮用水消毒技术的应用及其研究进展 [J]. 环境科学与技术，2010，33（S2）：393-396.

[73] 唐玉霖，高乃云，庞维海 . 超声波技术在饮用水中应用的研究进展 [J]. 给水排水，2007，033（012）：113-118.

[74] 杨鹏 . 给水深度处理技术在城市水厂中的应用研究 [J]. 中国资源综合利用，2020，38（06）：66-68.

[75] 王占生，刘文君 . 我国给水深度处理应用状况与发展趋势 [J]. 中国给水排水，

参考文献

2005，021（009）：29-33.

[76] 张金松，韩小波，靳军涛 . 饮用水安全保障体系现代化的思考与实践 [J]. 给水排水，2019，55（02）：1-3，57.

[77] 童祯恭，刘遂庆 . 供水管网水质安全及其保障措施探讨 [J]. 净水技术，2005（01）：49-53.

[78] 高金良，张天天，张怀宇 . 城乡一体化供水管网建设与水质保障技术问题 [J]. 给水排水，2020，046（006）：48-51.

[79] 中华人民共和国城乡建设部给水排水工程基本术语标准：GB/T 50125—2010[S]，北京：人民出版社，2010.

[80] 李建兵 . 论述变频无负压二次供水技术 [J]. 山西建筑，2018，44（11）：133-134.

[81] 周晓燕，任峰，沈雁，等 . 基于饮用水终端用户的管网水质调查及影响因素分析 [J]. 给水排水，2019，55（08）：118-123.

[82] 曾巍 . 给排水管材现状及管道内壁水质分析 [J]. 城市建设理论研究：电子版，2016（014）：1500.

[83] 周子民，汤伟，孙煜明，等 . 阀门对城镇供水水质的影响及对策 [J]. 给水排水，2011，37（011）：88-92.

[84] 中华人民共和国水利部 . 再生水水质标准：SL 368—2006[S]. 北京：中国水利水电出版社，2008.

[85] 梁涛，白静，马雯爽，等，饮用水安全状况信息公开方式探讨 [J]. 给水排水，2019，55（08）：63-68.

[86] 章洁 . 温州市自来水行业公共服务质量研究 [D]. 福州：福建农林大学，2017.

[87] 杜晓荣，吴晓婕，谢旭 . 农村饮水安全工程绩效的经济学分析 [J]. 生态经济，2013（11）：69-72.

[88] 佚名 . 农村饮用水安全卫生评价指标体系 [J]. 中国农村水利水电，2005（001）：114.

[89] 万茂传 . 余姚市改水与介水传染病的研究 [J]. 中国初级卫生保健，2008，

参考文献

22（8）：45-47.
[90] 白雪涛 . 生活环境与健康 [M]. 北京：化学工业出版社，2004.
[91] 马亦林 . 传染病学 [M]. 第 4 版 . 上海：上海科学技术出版社，2005.
[92] 世界卫生组织 . 饮用水水质准则 [M]. 上海：上海交通大学出版社，2014.
[93] 高圣华，张晓，张岚 . 饮用水中病毒的健康危害与控制 [J]. 净水技术，2020，39（03）：1-8.
[94] 杨月琴 . 水中病毒的浓缩检测与处理技术研究进展 [J]. 应用化工，2019，48（05）：1220-1223.
[95] 解跃峰，马军 . 饮用水厂病毒去除与控制 [J]. 给水排水，2020，56（03）：1-3.
[96] 刘阳，龚成，张铁钢，等 . 北京市呼吸道感染疾病中 A 组肠道病毒流行规律研究 [J]. 国际病毒学杂志，2019，26（6）：391-395.
[97] 仇付国，王晓昌 . 水环境中病毒的分布存活及其健康风险评价 [J]. 西安建筑科技大学学报（自然科学版），2007，39（1）：115-117，122.
[98] 高圣华，张晓，张岚 . 饮用水中病毒的健康危害与控制 [J]. 净水技术，2020（3）.
[99] 张晓，高圣华，金敏，等 . 饮用水中病毒的富集和检测技术概述 [J]. 中国给水排水，2020，36（08）：50-55.
[100] 张敏，梁涛 . 饮用水中病原微生物检测方法及评价标准 [J]. 中国标准化，2017（16）：14-15.
[101] 张修玉，常纪文 . 疫情防控，怎样保护饮用水水源 [J]. 中国生态文明，2020（01）：78-79.
[102] 刘心爱，张淑玲，陈庆伟 . 新冠肺炎疫情对饮用水水源保护工作的挑战及应对策略 [J]. 中国水利，2020（07）：50-52.
[103] 雷晓玲，魏泽军，杜安珂，等 . 疫期山地饮用水厂微生物去除与控制运行管理对策措施与防控建议，[J]. 中国给水排水，2020.
[104] 重大疫情期间城市排水与污水处理系统运行管理指南（试行），2020.
[105] 赵锂 . 应对新型冠状病毒肺炎建筑水系统的风险防控与技术措施 [J]. 给水排水，2020，56（03）：49-53.

参考文献

[106] 新型冠状病毒污染的医疗污水应急处理技术方案（试行）（环办水体函〔2020〕52 号），in，2020.

[107] 雷晓玲，魏泽军 . 疫情期间如何加强山地地区水污染防治与水环境安全 [J]. 水工业市场，2020，000（001）：17-19.

[108] 疫情期间村镇排水系统运行管理风险防控工作指南（试行），2020.